W0194150

Dr. Andreas Schweinbenz

50 Tipps,
damit die Hose rutscht!

Ohne Diät
genussvoll abnehmen – Band 1

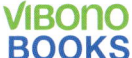

www.vibono.de

Impressum

1. Auflage, Dezember 2015
© Vibono GmbH, Hollenbach 2015
Alle Rechte vorbehalten. Vervielfältigung, auch auszugsweise oder
elektronisch, nur mit schriftlicher Genehmigung des Verlages.
Druck: CPI Books GmbH, Ulm
Umschlagfoto: releon8211 und RuslanDashinsky, istockphoto.com
Gestaltung: Stefan Müssigbrodt (www.muessigbrodt.com)
Umschlaggestaltung und Layout: Kimera Knopp (www.kimera-design.de)
Fotos des Autors: Tom Kohler (www.tomkohler.de)
Sonstige Fotos: istockphoto.com
Lektorat: Lara Tunnat, Sandra Nagel
Printed in Germany
ISBN 978-3-943088-03-8

www.vibono.de
www.facebook.com/vibono

Inhalt

Vorwort

Abnehmen ist eigentlich ganz einfach. Und doch so schwer. Man muss nur dauerhaft mehr Kalorien verbrauchen als man zu sich nimmt, und schon purzeln die Pfunde. Im Alltag fällt das aber oft viel schwerer, als es sich in der Theorie anhört.

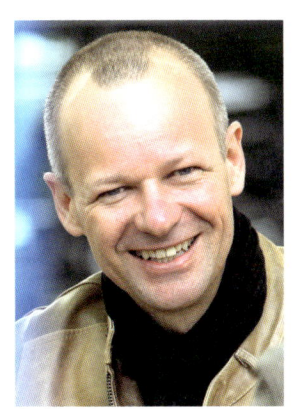

Genau hier setzt dieses Buch an. In 50 Abnehm-Tipps erkläre ich, worauf es wirklich ankommt und wovon man sich nicht verrückt machen lassen soll.

Das Ziel ist eine Ernährungsweise, die man ohne Mühe dauerhaft durchhalten kann. Es geht also nicht um eine neue Zauberdiät, die Unmögliches verspricht und nichts hält. Stattdessen geht es um Genuss, sich-satt-essen und Lebensfreude. Dieses Gute-Laune-Prinzip hat sich inzwischen als »Vibono-Lebensstil« etabliert.

Dabei sind auch Sünden erlaubt. Das ist wichtig, weil nur die allerwenigsten genügend Willensstärke besitzen, um strikte Vorgaben immer einzuhalten. Strenge Regeln oder Verbote gibt es deswegen in diesem Buch nicht. Die will man schließlich ebenso wenig hören, wie früher Großmutters Drängen, Frottee-Unterwäsche zu tragen. Stattdessen gibt es konkrete Tipps und Hilfsmittel, mit denen eine abnehmtaugliche Ernährung viel leichter fällt.

Kohlenhydrate sind bei Vibono beispielsweise erlaubt. Denn ein Leben ohne Pasta, Pizza und Brot wäre auf Dauer schon sehr traurig. Man braucht sie ja nicht jeden Tag zu essen, aber man muss auch nicht dauerhaft auf diese Genüsse verzichten. Viel wichtiger ist, was man dazu isst. Beim Brot machen häufig erst die Beläge dick. Bei Nudeln die Saucen. Isst man zu beidem einen Salat, ist die Mahlzeit in der Regel auch ohne Verzicht im grünen Bereich.

Ebenso wenig muss man auf Kartoffeln oder Bananen verzichten. Wieso diese keine Dickmacher, sondern Schlankmacher sind, wird sofort klar, wenn man das nützliche Instrument der Energiedichte von Lebensmitteln verstanden hat. Die Tipps Nr. 9, 10 und 11 erklären diese Schritt für Schritt. Wer es bis dorthin geschafft hat, wird an den anschließenden Tipps zunehmend mehr Vergnügen finden. Nach den unerlässlichen Abnehm-Grundlagen geht es in der zweiten Hälfte des Buches nämlich immer mehr ums Genießen.

Wer sich für tiefergehende Zusammenhänge interessiert, findet diese in meinem ersten Buch »Schatz, meine Hose rutscht!«. Zu meiner großen Freude hat sich dieser Titel zu einem wahren Bestseller entwickelt und sehr vielen Menschen geholfen, ihren Körper besser zu verstehen. Mit den wichtigsten Grundlagen über den eigenen Stoffwechsel ist es im Alltag deutlich einfacher, so zu essen, dass das Wunschgewicht Woche für Woche näher rückt.

Bei allem guten Willen ist es im Alltag dennoch häufig schwierig, das vorhandene Wissen auch anzuwenden. Als extrem hilfreiche Unterstützung hat sich diesbezüglich mein kostenloses Abnehm-Coaching erwiesen, das ich seit einigen Jahren anbiete. Die regelmäßigen Beiträge erhält man per E-Mail oder findet sie auf vibono.de und auf der Vibono-Fan-Page bei Facebook, wo man auch mit anderen Teilnehmern diskutieren und sich austauschen kann. Ziel und Zweck des Coachings ist es, mit neuen Rezepten, Abnehm-Tipps, Erfolgsgeschichten und Denkanstößen dauerhaft zu unterstützen und zu motivieren.

Die meisten Tipps aus diesem Buch sind in ihren Grundzügen im Rahmen des Abnehm-Coachings entstanden. Für dieses Werk habe ich sie komplett überarbeitet und, wo sinnvoll oder nötig, Zusammenhänge ausführlicher erläutert. Die direkte Ansprache (»ihr«/»euch«) stammt übrigens auch aus dem Abnehm-Coaching. Weil dort, und vor allem in der Vibono-Gruppe bei Facebook, der Austausch unter den Teilnehmern besonders wichtig ist, verzichten wir auf hemmende Höflichkeitsfloskeln, und die meisten duzen sich.

Ich hoffe, auf den folgenden Seiten ein paar Schrecken des Abnehm-Gespenstes vertreiben zu können, und freue mich mit allen, denen es gelingt – wie Zigtausend anderen – ohne Diät genussvoll abzunehmen.

Viel Erfolg!
Euer Andreas

Was jeder übers Abnehmen wissen sollte

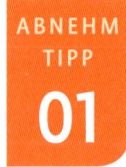

Kohlenhydrate sind kein Gift. Eiweiß ist kein Allheilmittel. Und die richtigen Fette sind sogar überlebensnotwendig. »Friss die Hälfte« ignoriert den Egoismus des Gehirns und »Dinner cancelling« macht niemandem wirklich Spaß.

Die Liste der Mythen, Halbwahrheiten und Legenden zum Abnehmen ist lang, die Wahrheit dagegen völlig banal. Dennoch ist es knifflig, die überschüssigen Pfunde im Alltag wieder loszuwerden.

Die banale Wahrheit: Körperfett ist gespeicherte Energie. Energie, die für jede Art von Bewegung gebraucht wird. Und für den Erhalt der Körpertemperatur. Und für den Betrieb aller Organe. Wird permanent neue Energie nachgeliefert (durch Essen und Getränke), werden die Reserven natürlich nicht angetastet. Um sie loszuwerden, muss man also mehr Energie verbrauchen, als man zu sich nimmt. Oder weniger zu sich nehmen, als man verbraucht. So einfach ist das!

Mehr noch: Die gespeicherte Energie lässt sich messen. Die Maßeinheit sind Kalorien. Ein Kilo Körperfett speichert ziemlich genau 7.000 Kilokalorien (Abkürzung: kcal). Pro Kilo Fett, das man dauerhaft loswerden möchte, muss man deshalb 7.000 Kilokalorien zusätzlich verbrauchen. Das klappt natürlich nur, wenn man diese Kalorien nicht regelmäßig nachschiebt. Man muss den Körper also dazu bringen, seine Reserven anzuknabbern, ohne gleich den Notstand auszurufen.

Viele denken, dass Fasten oder weniger essen sinnvoll ist. Ist es aber nicht, weil sie dabei außer Acht lassen, dass es das Gehirn gar nicht lustig findet, auf Entzug gesetzt zu werden. Das Gehirn will – und muss – kontinuierlich mit Traubenzucker versorgt werden, weil es sonst nicht arbeiten kann. Und weil das Gehirn nun mal unsere Schaltzentrale ist, sorgt es unerbittlich für Energienachschub, damit ihm nicht die Lichter ausgehen. Hunger und – in besonders heftiger Ausprägung – Heißhunger sind seine Druckmittel, gegen die wir weitgehend machtlos sind. Ganz wichtig ist daher, dass man dem Gehirn permanent das Gefühl gibt, dass die Energieversorgung sichergestellt ist.

Das schafft man glücklicherweise mit einem sehr angenehmen Trick: sich satt essen! Ein voller Magen signalisiert dem Gehirn nämlich im Wesentlichen: Alles in Ordnung, keine Gefahr im Verzug. Satt zu sein hat zudem einen ganz plausiblen, positiven Nebeneffekt: Wenn man erst zur nächsten Hauptmahlzeit wieder Hunger verspürt, läuft man kaum Gefahr, zwischendurch etwas zu essen, das nur unnötige Kalorien mit sich bringt.

3x täglich satt essen → s. Tipp 03

Das bedeutet natürlich nicht, dass Sünden verboten sind. Im Gegenteil, das Leben soll ja Spaß machen. Man muss aber natürlich verantwortungsvoll mit dieser Freiheit umgehen. Im Alltag bedeutet das, dass man Leckereien, die man sich gegönnt hat, wieder ausgleichen kann. Das kann innerhalb einer Mahlzeit oder im Tagesverlauf sein. Oder indem man auf einen Ausrutschertag disziplinierte Tage folgen lässt. Weil das so ist, muss man nicht kategorisch auf bestimmte Lebensmittel verzichten. Man muss nur lernen, sie richtig zu dosieren.

Selbstverständlich trägt auch regelmäßige Bewegung dazu bei, Fettpolster abzubauen. Denn jede Art von Bewegung verbrennt Energie und hilft dabei, die Energiebilanz negativ zu gestalten. Allerdings gibt es hier einen offensichtlichen Zusammenhang mit der Dauer, der Intensität und der Häufigkeit, mit der Aktivitäten ausgeübt werden. Das bedeutet nicht, dass man Leistungssport betreiben muss.

Kalorienverbrauch beim Spazierengehen → *s. Tipp 39*

Regelmäßige, ausgedehnte Spaziergänge und Wanderungen bewirken schon Beachtliches. Wer es dagegen nur einmal im Monat zu einem Schaufensterbummel schafft, kann sich damit trösten, dass man auch ohne Sport abnehmen kann. Nur langsamer.

Wer regelmäßig seinen Körper aus eigener Kraft bewegt, kann sich über einen sehr schönen Effekt freuen: Das Wachstum eines Großabnehmers für Kalorien, die Muskeln. Diese verbrauchen nämlich auch Energie, wenn sie nicht aktiv sind.

Nonsens sind dagegen Verbote, strenge Regeln und sonstige harte Vorgaben typischer Diäten. Bei diesen ist der Jojo-Effekt allein schon deswegen vorprogrammiert, weil sie nur für einen bestimmten Zeitraum ausgelegt sind. Wer während der

Diät nicht lernt, wie er seine Ernährung dauerhaft umstellt, fällt hinterher wieder in alte Muster zurück. Unser zuckerliebendes Gehirn und der innere Schweinehund sorgen schon dafür.

Auf Dauer ist es einzig sinnvoll, den Lebensstil konsequent umzustellen. Ob man das hinbekommt, hängt von zwei Punkten ab:

1. Dem richtigen Wissen über Lebensmittel und was mit ihnen im Körper passiert.

2. Der Umsetzung des theoretischen Wissens im praktischen Alltag.

Der zweite Punkt ist der entscheidende. Denn die Schwierigkeiten tauchen im alltäglichen Wahnsinn auf, beim Spagat zwischen Job, Familie, Freunden und eigenen Bedürfnissen. ■

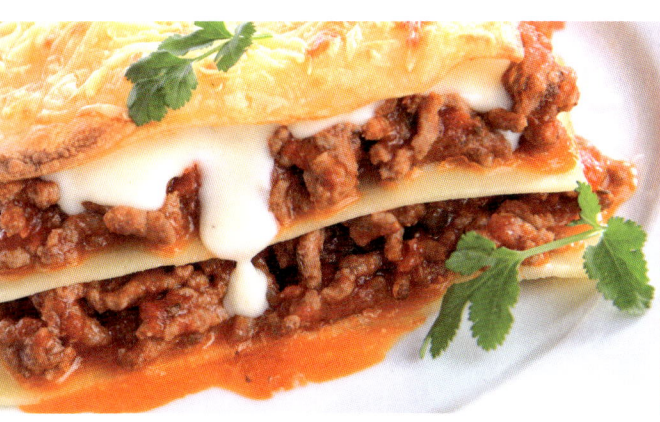

Wichtig: Wissen über Lebensmittel und den eigenen Körper.

Realistische Abnehm-Erwartungen

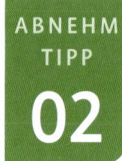

Noch ein wichtiger Tipp, bevor ihr mit dem Abnehmen beginnt: Setzt euch realistische Ziele!

Zwei bis drei Kilo Fettverlust pro Monat sind machbar. Bei einem Ausgangsgewicht von über Hundert Kilo können es monatlich zunächst auch vier oder mehr Kilo sein. Aber bitte akzeptiert, dass das zu einem großen Teil Wasser ist, das da ausgeschieden wird.

Bedenkt bitte immer, dass ihr nicht an einem Abnehmwettbewerb teilnehmt, sondern euer Ziel eine dauerhafte Umstellung des Lebensstils ist. Macht euch auch Folgendes klar:

1. Denkt langfristig: 24–36 kg in einem Jahr sind super.
2. Wer mehr oder schnelleren Erfolg verspricht, ist unseriös.
3. Zwei Kilo weniger kommen auch nicht einfach so daher. Dafür muss man bereits etwas tun.

Es ist zudem viel motivierender, Ziele zu übertreffen, als sie zu verfehlen. Also seid besser von vornherein realistisch!

Wenn die Waage nach zwei Wochen bereits drei Kilo weniger anzeigt (das gibt's), freut euch! Aber seid bitte nicht enttäuscht, wenn sich danach zwei

Wochen lang nichts mehr tut. Und wer nach einem Monat erst ein Kilo runter hat, (ver)zweifelt bitte auch nicht. Dann wart ihr entweder nicht konsequent genug oder euer Körper hat einfach ein bis zwei Kilo Wasser mehr eingelagert. Angesichts eines Wasseranteils von 50 bis 70 Prozent im Körper, ist das nicht ganz unwahrscheinlich.

Ich empfehle euch, ein Gewichtsprotokoll zu führen. Das hilft, den Überblick über bisherige Erfolge zu behalten, wenn das Gewicht einmal stagniert. Am einfachsten geht das übrigens mit der Vibono-App oder mit dem brandneuen Service MyVibono.

Und noch ein Tipp: Vergesst nicht, zu Beginn ein paar Fotos von euch zu machen. In ein paar Monaten werdet ihr stolz auf die sichtbaren Veränderungen sein! ■

*Vibono-App
→ www.
vibono-app.
info*

*MyVibono →
www.
myvibono.de*

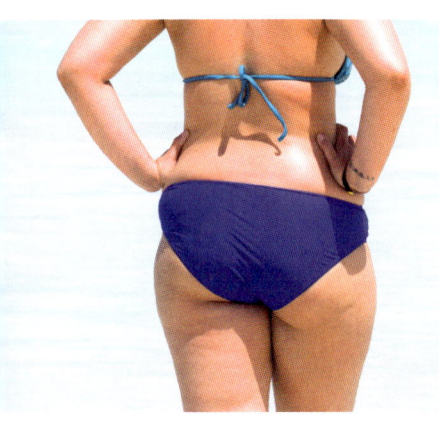

*24-36 kg
weniger
in einem
Jahr sind
realistisch.*

Abnehmen? 3x täglich satt essen!

Wenn ihr abnehmen wollt, hört bloß nicht auf Menschen, die euch zu FdH (Friss die Hälfte) oder zum Fasten raten! Ihr müsstet permanent gegen den Hunger ankämpfen. Das Projekt Wunschgewicht wäre von Anfang an eine Qual.

Esst euch stattdessen satt! Und zwar täglich mit drei Hauptmahlzeiten. Die sollten relativ wenig Kalorien haben, brauchen aber keineswegs langweilige Diätkost zu sein. Im Gegenteil: Es gibt fast keine Lebensmittel, die man nicht essen sollte. Man muss sie nur richtig dosieren und kombinieren. Dabei hilft die sogenannte Energiedichte, zu der wir natürlich noch Beispiele sehen werden. Vermeintliche Dickmacher wie Kartoffeln oder Bananen entpuppen sich damit als wahre Schlankmacher.

Das Prinzip des Sich-satt-Essens hat den großen Vorteil, dass man nicht hungert und sich diese Ernährungsweise problemlos ein Leben lang durchhalten lässt. Typische Diäten dagegen scheitern zumeist daran, dass man nach einiger Zeit entnervt aufgibt.

Wer satt ist, braucht auch keine Zwischenmahlzeiten. Das ist die halbe Miete. Denn gerade der Hunger zwischendurch beschert die unnötigen Kalorien, die sich auf den Rippen etc. festsetzen. Trotzdem sind Sünden erlaubt, denn am Ende muss man nur mehr Kalorien verbrauchen, als man zu sich nimmt. Das lässt Raum für persönliche Vorlieben.

Ein Freibrief für die Essenswahl ist das freilich nicht! Das Schöne an der Energiedichte und dem Prinzip des Satt-Essens ist jedoch, dass man die Kalorien nicht zählen muss. Das würde nur Stress bedeuten, der bekanntlich dick macht. Und daran ist das Gehirn genauso schuld wie am Hunger.

Mit dem Energie-dichte-Trick abnehmen → s. Tipp 09

Der Kopf ist natürlich ganz eng mit dem Stoffwechsel verbunden. Bei der Lust auf Süßes wird das besonders deutlich. Damit man mit drei Mahlzeiten täglich auskommt, muss man den Stoffwechsel deshalb auch erst einmal wieder etwas normalisieren. Dazu legt man zwei sogenannte Umstellungstage ein. Was das genau ist und worauf man dabei achten muss, ist unser nächstes Thema. ■

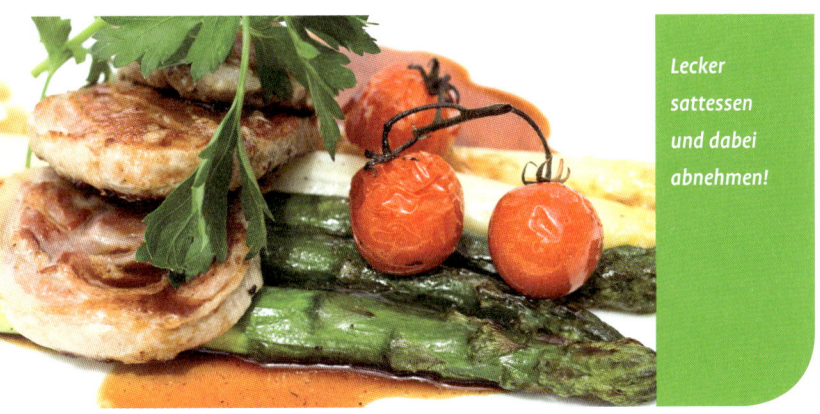

Lecker sattessen und dabei abnehmen!

Gewohnheiten ändern durch zwei Umstellungstage

Die Lust auf Süßes macht sehr vielen Übergewichtigen regelmäßig einen Strich durch die Abnehmrechnung. Dieser Zuckersucht ist glücklicherweise leichter beizukommen als dem Rauchen und der Sucht nach Alkohol oder harten Drogen.

Mit zwei »Umstellungstagen« könnt ihr euren Stoffwechsel regelrecht umprogrammieren: von der Einspeicherung von Energie (= Fett anlegen) zur Versorgung des Körpers mit gespeicherter Energie (= Fettverbrennung). Dazu ist es wichtig, dass ihr komplett auf Kohlenhydrate (auch auf Obst) verzichtet. Eiweiß und Gemüse könnt ihr dagegen essen, so viel ihr wollt.

Der Hintergrund: Kohlenhydrate im Essen führen zur Ausschüttung von Insulin. Das öffnet die Fettzellen, um den aufgespaltenen Traubenzucker übers Blut dort einzuschleusen. Der Weg in die Fettzellen ist gewissermaßen eine richtungswechselnde Einbahnstraße: Entweder geht Traubenzucker hinein oder es kommen Fettsäuren heraus. Weil bei sehr vielen Menschen den ganzen Tag über zu viel Insulin im Blut schwimmt (ausgelöst v. a. durch Zwischenmahlzeiten), weist die Energierichtung überwiegend in die Fettzellen hinein statt aus ihnen hinaus.

Genau dieser Zustand wird durch die Umstellungstage umgedreht. Für den Stoffwechsel ist das eine drastische Veränderung, die sich zunächst durchaus negativ anfühlen kann – nämlich ähnlich wie Entzugserscheinungen, was angesichts der zu bekämpfenden Zuckersucht nicht wirklich überraschen darf.

Nach diesen zwei Tagen werdet ihr jedoch äußerst positive Veränderungen spüren. Ihr werdet viel weniger Drang zu Zwischenmahlzeiten verspüren und euch deutlich wohler fühlen. Auf dieser Basis werdet ihr es schaffen, euch dreimal täglich satt zu essen, und das eigentliche Abnehmen kann beginnen. Eure nächste Aufgabe lautet also: Startet mit den Umstellungstagen, falls ihr es noch nicht getan habt! ■

Zuckersucht und Entzugserscheinungen → s. Tipp 07

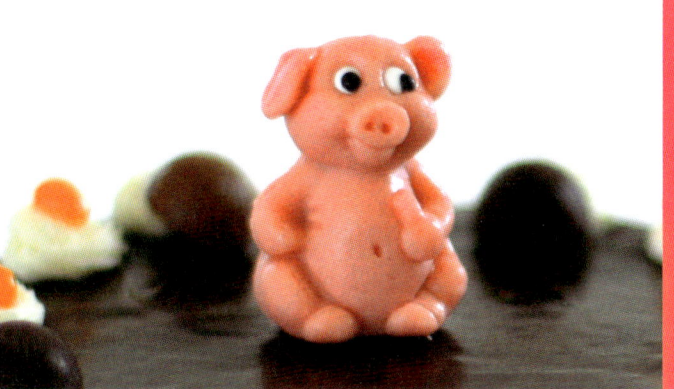

Zwei Tage ohne Kohlenhydrate normalisieren den Blutzuckerspiegel.

Insulin ist nicht böse

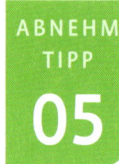
ABNEHM
TIPP
05

Was passiert mit Nudeln und Karotten, wenn sie verdaut werden? Die enthaltenen Kohlenhydrate werden aufgespalten und gelangen als Traubenzucker ins Blut. Sobald dort eine ordentliche Menge davon im Umlauf ist, wird Insulin ausgeschüttet. Das transportiert dann den Blutzucker in die Fettzellen, falls er nicht direkt verbraucht wird.

Insulin wird daher häufig als «böse» tituliert. Dabei erledigt das Hormon nur seinen Job. Das Problem ist, dass es bei vielen Menschen fast ununterbrochen in Aktion treten muss. Nämlich, wenn zwischendurch Süßes genascht oder getrunken wird. Die »Insulinschaukel« schwankt dann permanent hin und her. Das hat zwei Dinge zur Folge:

1. Der Insulinspiegel ist den ganzen Tag über erhöht. Dann kann aber kein Fett abgebaut werden. Zeit zur Fettverbrennung bleibt allenfalls wenige Stunden nachts, wenn der Insulinspiegel auf ein normales Niveau absinkt.
2. Starke Blutzuckerspiegel-Schwankungen lösen Heißhungerattacken aus. Diese zwingen einen zu erneutem Zuckerkonsum. Ein Teufelskreis.

Was sind eigentlich Kohlenhydrate?
→ s. Tipp 06

Besonders problematisch sind einfache Kohlenhydrate. Sie gelangen besonders schnell und konzentriert ins Blut (weil sie nicht mehr aufgespalten werden müssen) und lösen dadurch eine starke

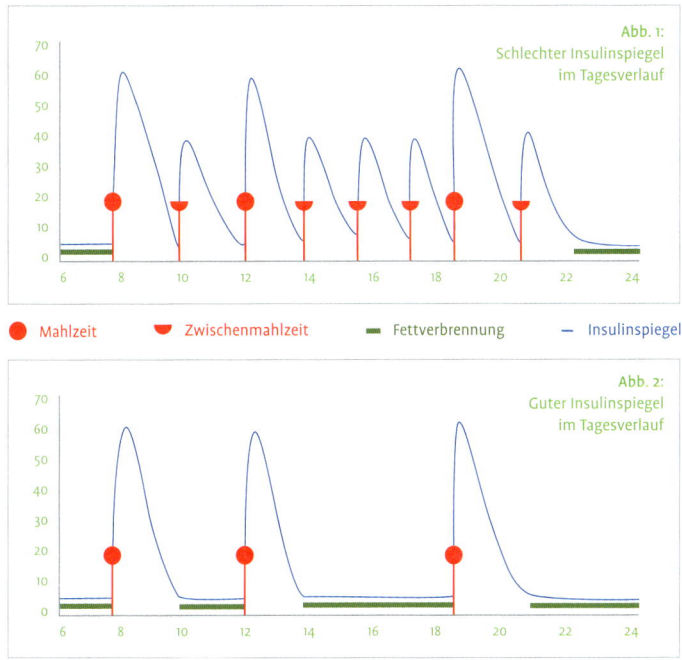

Abb. 1:
Schlechter Insulinspiegel
im Tagesverlauf

● Mahlzeit   ▼ Zwischenmahlzeit   ▬ Fettverbrennung   — Insulinspiegel

Abb. 2:
Guter Insulinspiegel
im Tagesverlauf

Insulinausschüttung aus. Durch die große Insulinmenge im Blut fällt der Blutzuckerspiegel nach seinem Höhepunkt wieder rasant ab. Im Gehirn kann das eine panikartige Reaktion hervorrufen, die ihr als Heißhunger kennt.

Der Blick auf einen guten Tagesverlauf des Insulinspiegels zeigt, wie sinnvoll es ist, keine Zwischenmahlzeiten einzuschieben. So erhält der Organismus genügend Zeit, um Fett aus den Fettzellen herauszuholen statt einzulagern. Zudem ist die gesamte im Tagesverlauf konsumierte Kalorienmenge viel geringer. Da ist ein Nudelgericht als Hauptspeise durchaus ab und zu drin.

Was man bei genauem Hinsehen auf den »guten Tagesverlauf« auch entdecken kann: Der Blutzuckerspiegel ist immer deutlich über null. Es ist also immer Zucker im Blut. Das ist auch sehr gut so. Andernfalls würde nämlich der Glucosenachschub für das Gehirn versiegen und es müsste seine Arbeit einstellen. Das wäre das Ende aller Abnehmbemühungen.

Mit dieser Erkenntnis löst sich auch ein vermeintlicher Widerspruch auf: Dass man nämlich während der Umstellungstage Gemüse oder Milchprodukte konsumieren darf, die jeweils geringe Mengen an Kohlenhydraten enthalten. Bei Zweifeln kann als Faustregel gelten: Produkte, die einen Kohlenhydrate-Anteil von maximal fünf Prozent aufweisen, sind auch während der Umstellungstage o.k. Deren Auswirkung auf den Blutzuckerspiegel ist nämlich unkritisch. ◾

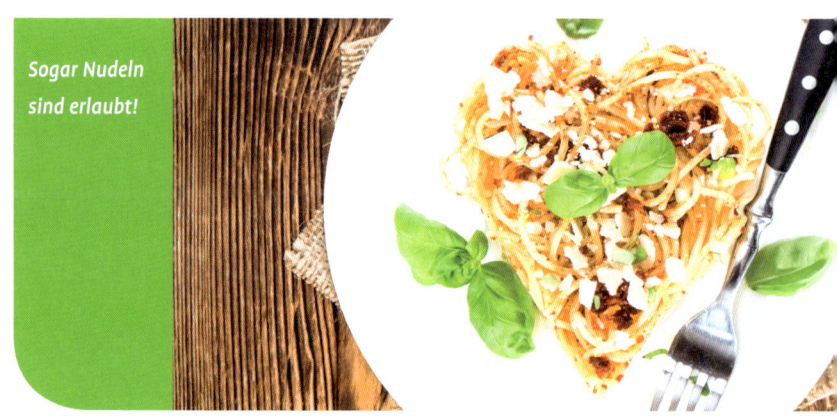

Sogar Nudeln sind erlaubt!

Was sind eigentlich Kohlenhydrate?

Alle reden über Kohlenhydrate. Trotzdem ist es gar nicht so einfach zu beurteilen, worin Kohlenhydrate enthalten sind. Weil man an unseren Umstellungstagen Lebensmittel mit Kohlenhydraten weglassen soll, hier ein paar wichtige Fakten.

Immer wieder werde ich gefragt: »Gehört dieses Lebensmittel zu den Kohlenhydraten?« Die Frage offenbart ein gewisses Unverständnis. Denn Lebensmittel werden nicht Kohlenhydraten, Fett und Eiweiß zugeordnet, sondern sie bestehen aus diesen Makronährstoffen. Und zwar quasi alle! Alle Lebensmittel setzen sich aus Bestandteilen zusammen, die entweder Kohlenhydrate, Fette oder Proteine (Eiweiß) sind. Dazu kommen fast immer Wasser (oft ziemlich viel) und Mikronährstoffe wie Vitamine, Mineralstoffe und Spurenelemente (immer sehr wenig). Ihre Zusammensetzung ist natürlich sehr unterschiedlich. Eine besondere Rolle spielt noch Alkohol, der in manchen Lebensmitteln enthalten ist.

Kohlenhydrate finden sich in Brot, Nudeln und Reis. In Bananen, Äpfeln und Kiwis. In Kartoffeln, Brokkoli und Hülsenfrüchten. Und natürlich in allen Produkten, die mit Zucker gesüßt wurden, also in Getränken, Fruchtjoghurts, Keksen, Schokolade und Müsliriegeln. Auch Honig und Agavendicksaft bestehen zu etwa drei Vierteln aus Zucker und damit aus Kohlenhydraten.

Relevant ist, welche und wie viele Kohlenhydrate in einem Lebensmittel enthalten sind. Einfache Kohlenhydrate schmecken süß. Sie muss man während der Umstellungstage unbedingt weglassen. Denn diese Zuckerarten kann der Körper sehr schnell verwerten und aus dem Magen und Darm in den Blutkreislauf schleusen.

Um komplexe Kohlenhydrate aufzuspalten braucht er dagegen – der Begriff lässt es erahnen – deutlich länger. Nudeln (am besten aus Hartweizengrieß) und Vollkornbrot schmecken daher auch nicht süß. An den Umstellungstagen haben sie auf dem Speiseplan trotzdem nichts zu suchen.

Allerdings gibt es viele Lebensmittel, die eine kleine Menge Kohlenhydrate enthalten und die man an den zwei Tagen durchaus essen darf: Hülsenfrüchte und fast alle Gemüsesorten zum Beispiel. Auch ein paar Maiskörner im Salat sind o.k., obwohl Mais selbst etwa zu zehn Prozent aus Kohlenhydraten besteht. Das gilt auch für ein paar Kartoffelstückchen, die sich in einen Gemüseeintopf verirrt haben. Oder die Milch, die man zum Anrühren von Eiweiß-Shakes verwendet. Die absolute Menge an Kohlenhydraten in diesen Zutaten ist so gering, dass der Insulinspiegel nach deren Verzehr nicht oder nur wenig ansteigt.

Wie man mit Milch abnehmen kann
→ *s. Tipp 30*

Obst, Brot, Nudeln, Süßigkeiten und alle zuckerhaltigen Getränke sind während der Umstellungstage jedoch tabu. Auch Kartoffelgerichte, bei denen die Knollen einen wesentlichen Bestandteil der Mahlzeit ausmachen, sollte man erst danach wieder essen.

Wenn ihr Zweifel habt, lasst ein Lebensmittel während der Umstellungstage einfach weg. Es sind ja nur zwei Tage. Und wenn ihr etwas gegessen habt, von dem ihr im Nachhinein feststellt, dass es (zu viele) Kohlenhydrate enthalten hat, macht einfach ganz normal weiter. Kohlenhydrate sind schließlich kein Gift. Wenn ihr allerdings Süßes gegessen habt, dann startet nochmal neu. Denn das Wichtigste an den Umstellungstagen ist, die Zuckersucht kräftig einzudämmen. Und das gelingt nur, wenn man hartnäckig durchhält. ■

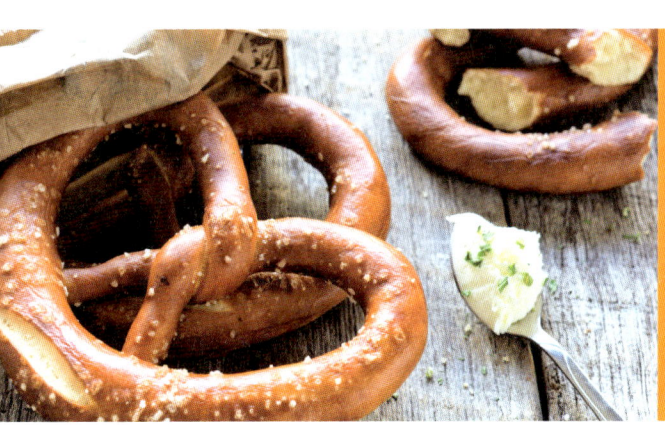

Kohlenhydrate sind kein Gift!

Zuckersucht und Entzugserscheinungen

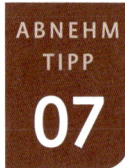
ABNEHM
TIPP
07

Wieso fällt es uns so schwer, »Nein!« zu sagen, wenn uns jemand Schokolade oder Kuchen anbietet? (Oder wenn wir gerade allein sind und niemand zuschaut.) Und wieso trinken Kinder lieber Apfelsaftschorle als Leitungswasser?

Die Antwort »Weil's schmeckt« ist zu einfach. Treffender ist schon: »Weil Süßes im Gehirn die Glückshormone rieseln lässt.« Aber wieso schaffen wir es dann nicht, vernünftig zu bleiben? Schließlich haben wir uns doch so oft schon vorgenommen, weniger Süßes zu essen. »Ich könnte ja jederzeit darauf verzichten, wenn ich nur wollte«, sagen viele. Naaajaaa.

Die Umstellungstage bieten eine tolle Gelegenheit, einmal auszutesten, wie leicht es tatsächlich fällt, komplett auf Süßes zu verzichten. Denn da sind Kohlenhydrate ja tabu, um die Gewohnheiten zu ändern. Und ohne Kohlenhydrate nix Süßes.

Gewohnheiten ändern durch zwei Umstellungstage → s. Tipp 04

»Ich hätte die Tapeten von den Wänden kratzen können!«, habe ich zu hören bekommen. Oder: »Ich habe vor Nervosität Furchen in den Teppichboden gelaufen.« Und jede Menge anderer Symptome, die typische Entzugserscheinungen sind. Niemand braucht sich dafür zu schämen, dass er/sie die Finger nicht von Süßem lassen kann. Aber es darf sich auch niemand über sein Gewicht beklagen, wenn er nicht alles daransetzt, um von dieser Zuckersucht loszukommen. Insbesondere dann nicht, wenn man weiß, dass man innerhalb von zwei Tagen sehr viel dagegen tun kann.

Allein das Gefühl nach den Umstellungstagen ist es wert, konsequent zu bleiben. Denn dann verspüren die meisten sehr angenehme Veränderungen in ihrem Körper. Sie fühlen sich geradezu befreit. Erlöst von dem Verlangen nach dem nächsten süßen Riegel oder dem nächsten Glas eines zuckerhaltigen Softdrinks. Und vor allem frei von Heißhungerattacken.

All das liegt daran, dass der Blutzuckerspiegel nicht mehr Achterbahn fährt, sondern sich – endlich mal wieder – auf ganz normalem Niveau einpendelt. Das ist ein Riesenschritt auf dem Weg zum Wunschgewicht. Denn ab jetzt fällt es sehr viel leichter sich abnehmtauglich zu ernähren. Und wahrlich genussvoll, versteht sich! Denn echter Genuss braucht keine Süßigkeiten. Im Gegenteil: Zu viel Zucker betäubt sogar die Geschmacksknospen. ■

Insulin ist nicht böse → *s. Tipp 05*

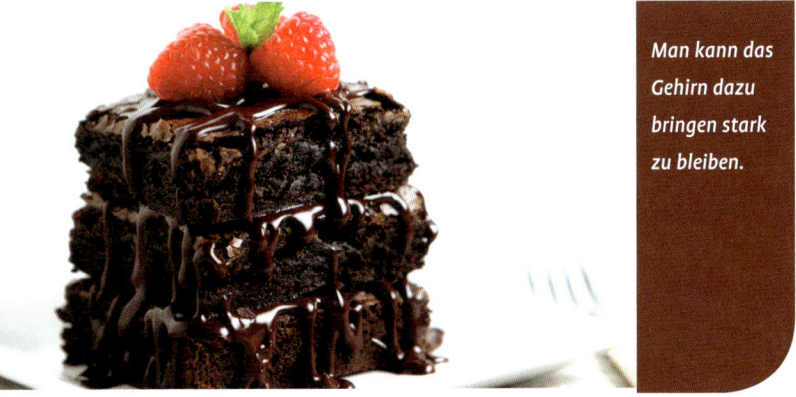

Man kann das Gehirn dazu bringen stark zu bleiben.

Den neuen Lebensstil feiern!

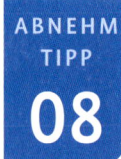

Mein Tipp: Feiert den Einstieg in euer neues, genussvolles, gesundes Leben mit einem schönen Restaurantbesuch! Gönnt euch ein tolles, aber natürlich abnehmtaugliches Abendessen. Ein gutes Stück Fleisch mit gedünstetem Gemüse zum Beispiel ist perfekt. Vegetarier wählen natürlich etwas Fleischloses dazu. Als Vorspeise genehmigt euch einen schönen Salat (ohne Brot), zum Dessert darf's etwas Käse sein. Zum Trinken nehmt gutes Mineralwasser.

Für die Umstellungstage ist eine solche Mahlzeit bestens geeignet! Und für hinterher natürlich auch. Wobei dann die Auswahl wieder viel größer wird, weil Kohlenhydrate nicht mehr tabu sind.

So ein Dinner hat zudem einen großen psychologischen Nutzen: Es macht euch klar, dass Abnehmen mit Vibono alles andere als eine traurige Veranstaltung ist. Im Gegenteil, es bringt doppelte Freude: Zum einen resultiert sie aus dem bewussteren Umgang mit Lebensmitteln, deren leckerer Zubereitung und ihrem genussvollen Verzehr. Zum anderen sorgen die verlorenen Kilos für gute Laune. Billige Süßigkeiten oder Knabbereien werdet ihr da nach kurzer Zeit nicht mehr vermissen.

Also, egal ob ihr die Umstellungstage gerade hinter euch habt oder morgen damit startet, gönnt euch heute Abend ein schönes Abendessen. Feste soll man schließlich feiern, wie sie fallen. Und so schwer wie heute werdet ihr nie mehr sein! Wenn das mal kein Grund zum Fröhlichsein ist! ■

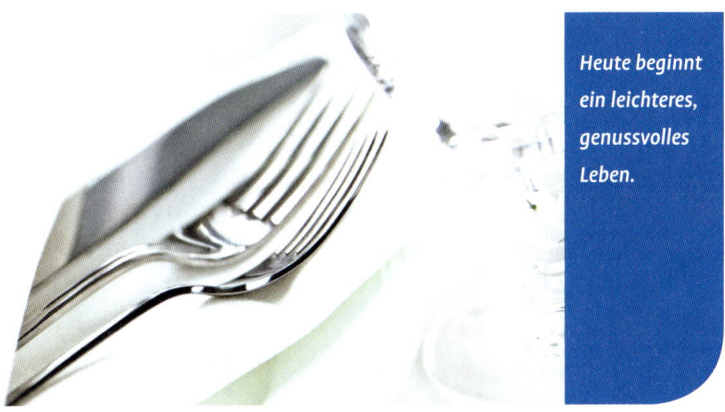

Heute beginnt ein leichteres, genussvolles Leben.

Mit dem Energiedichte-Trick abnehmen

Man nimmt ab, wenn man weniger Energie (also Kalorien) zu sich nimmt, als man verbraucht. Um ohne Zwischenmahlzeiten auszukommen, muss man sich bei den drei Hauptmahlzeiten satt essen. Dabei sollte man möglichst wenig Kalorien zu sich nehmen, aber trotzdem die vier bis fünf Stunden bis zur nächsten Mahlzeit bequem aushalten.

Kalorien zu zählen, ist natürlich äußerst unpraktisch. Sehr einfach zu verstehen ist dagegen die Energiedichte von Lebensmitteln. Sie besagt, wie viele Kalorien ein einzelnes Gramm eines Lebensmittels enthält. So lassen sich Lebensmittel einfach miteinander vergleichen. Bei Schokolade sind das 5,5 kcal, bei purem Zucker 4 kcal, bei Brot ca. 2,5 kcal, bei gekochten Nudeln 1,4 kcal, bei magerem Fleisch 1,1 kcal, bei Kartoffeln 0,7 kcal, bei grünen Bohnen 0,3 kcal und bei Blattsalat nur 0,1 kcal. Je weniger, desto besser, wie die folgende Überlegung zeigt.

Um satt zu werden, muss eine durchschnittliche Frau etwa 400 Gramm essen. Würde man diese Menge Schokolade essen, wären das 2.200 kcal, mit Brot wären es 1.000 kcal, mit Kartoffeln 280 kcal und mit Salat gerade mal 40 kcal. Seht ihr, wie riesig die Unterschiede sind?

Isst man drei Mahlzeiten am Tag, mit einer durchschnittlichen Energiedichte von beispielsweise 1,2 kcal/g, kommt man auf 1.440 kcal. Das sind weit weniger als die ca. 2.000 kcal, die eine Frau im Schnitt pro Tag verbraucht. Die fehlenden Kalorien holt sich der Körper – genau – aus den Fettzellen! Und so wird der Fettspeicher sukzessive abgebaut.

Im Alltag ist das Energiedichte-Ampelsystem super hilfreich: Um abzunehmen, müsst ihr einfach überwiegend »grüne« Lebensmittel essen. »Gelbe« sind auch o.k., wenn ihr sie zusammen mit mindestens ebenso vielen »grünen« esst. Sogar »rote« Produkte könnt ihr euch ab und zu in Maßen erlauben, denn ihr könnt auch diese mit vielen »grünen« Lebensmitteln wieder ausgleichen. Zwei Beispiele: Ein paar Fetakäsewürfel (»rot«) in einem Salat (»grün«) sind völlig in Ordnung. Etwas Olivenöl (»rot«) über im Ofen gebackenen Kartoffelecken (»grün«) belässt die Energiedichte im grünen Bereich.

Der wichtigste Abnehm-Trick:
Sich mit wenig Kalorien satt essen!

Mithilfe der Energiedichte (kcal/g) geht das ohne Kalorienzählen:

Grün	Schlankmacher! Viel davon! (unter 1,5)
Gelb	in Kombination mit viel »grün« o.k. (1,5–2,5)
Rot	Dickmacher! Wenig davon! (über 2,5)

Wo ihr die Energiedichte von Lebensmitteln findet bzw. wie ihr sie berechnen könnt, erfahrt ihr in Tipp 10. Eine Furcht möchte ich euch allerdings gleich nehmen: Nach kurzer Zeit wird die Energiedichte das selbstverständliche Beurteilungskriterium sein und ihr werdet auf Anhieb sagen können, welche Farbe ein Lebensmittel hat. Wenn ihr das Prinzip erst einmal verinnerlicht habt, werdet ihr auch endlich die Kontrolle über euer Gewicht wiedergewonnen haben! ■

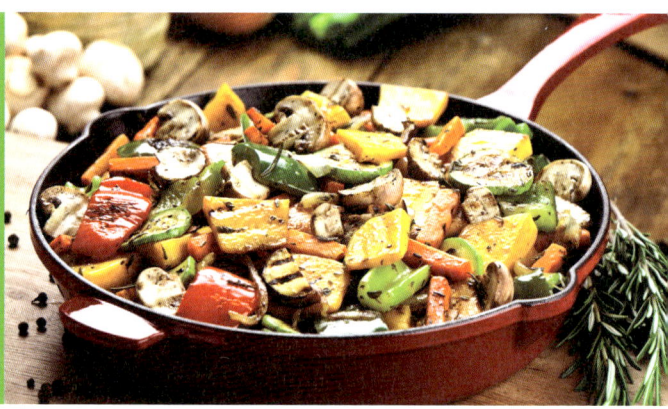

Sich mit »grünen« Lebensmitteln sattessen.

Die Energiedichte-Tabelle

Um mit der Energiedichte abzunehmen, muss man nur noch wissen, welche Lebensmittel welche Ampelfarbe haben, und schon ist es ganz einfach, das Richtige zu essen. Der beste Einstieg ist die Energiedichte-Tabelle am Ende dieses Buches. Werft doch gleich mal einen Blick darauf!

Es fällt schnell auf, dass die grünen und roten Markierungen überwiegen, gelbe sind eher selten. Die großen grünen Blöcke sind Gemüse, Obst, Molkereiprodukte und Hülsenfrüchte. Die überwiegend roten Gruppen umfassen - wen wundert's - Süßes und Knabbereien, Käse, aber auch Nüsse und Saaten. Ziemlich gemischt ist dagegen die Gruppe mit Fleisch, Wurst und Fisch. Schaut euch die bitte etwas genauer an.

»Rot« sind vor allem diverse Wurstsorten, insbesondere solche, die viel Fett enthalten. Bei Salami, Mortadella und Landjägern sieht man die Fettstückchen sofort. Bei Leberkäse und Bratwürsten ist es versteckt und tritt erst beim Anbraten oder Grillen aus.

Magere Wurstsorten und Schinken sind dagegen »grün«. Das gilt auch für mageres Fleisch. Das überrascht viele, lässt sich aber durch den geringen Fettanteil leicht erklären.

ABNEHM
TIPP
10

Energiedichte-
Tabelle →
s. Ende des
Buches

Wenig falsch machen kann man mit Fisch. Die meisten Arten liegen im grünen oder gelben Bereich. Wenn man beim Thunfisch beispielsweise die Wahl hat, nimmt man besser den, der im eigenen Saft schwimmt statt in Öl.

Das Fett ist es übrigens auch, das die meisten Käsesorten zu Dickmachern macht. Light-Varianten haben davon weniger und rutschen so in den gelben Bereich.

Mit dem Energie-dichte-Trick abnehmen → *s. Tipp 09*

Bei Süßigkeiten und Knabberzeug gibt es quasi keine fettreduzierten Versionen. Dass Schokolade zum Beispiel die hohe Energiedichte von im Schnitt 5,5 kcal/g hat, liegt daran, dass sie überwiegend aus Fett und Zucker besteht. Das ist so ziemlich die übelste Kombination, weil sie vom Körper besonders gut verwertet werden kann.

Von diesen beiden Nährstoffen nur ganz wenig enthalten so gut wie alle Gemüsesorten. Stattdessen bestehen sie zu großen Teilen aus Wasser, das keine Kalorien hat (Kartoffeln inklusive). Ihre Energiedichte liegt daher zum überwiegenden Teil auf dem tiefgrünen Niveau zwischen 0,2 und 0,4 kcal/g. Wer viel davon isst, kann gar nicht anders, als abzunehmen.

Dass Reis und Nudeln im gekochten Zustand eine grüne Energiedichte haben, liegt übrigens auch am Wasser. Dadurch, dass es beim Kochen aufgesogen wird, verdünnt es gewissermaßen die Energiedichte dieser Beilagen unter die Schwelle von 1,5 kcal/g.

Dieses Prinzip, Lebensmittel mit grüner Energiedichte mit solchen mit gelber oder roter zu kombinieren, ist übrigens im Alltag ganz entscheidend! »Rote« Lebensmittel sind nämlich nicht tabu. Vernünftige Mengen Parmesan, Speck oder Sahne kann man problemlos zu Gemüsegerichten, Salaten oder sogar Nudelgerichten essen, ohne diese aus dem grünen Bereich zu kippen. Die Dosis macht auch hier das Gift.

Die geschickte Kombination von Lebensmitteln ist also der Schlüssel zum Abnehmen mit Genuss. Anhand dieser Überlegungen erklärt sich auch, wieso ich nichts von Diäten halte, die gewisse Lebensmittelgruppen verbieten. Das ist überhaupt nicht nötig und mindert nur die Lebensqualität.

Wer gerne Brot isst, kommt allerdings fast nicht umhin, einen besonderen Fortgeschrittenen-Tipp anzuwenden. Die meisten Brotsorten sind »gelb« oder »rot«. Kombinationen mit Gemüse wollen einem zu Brot leider nicht allzu viele einfallen. Schlimmer noch: Die meisten Beläge, bei der Butter angefangen und aufgehört bei Käse, Wurst oder Nutella, haben eine rote Energiedichte. Eine akzeptable Option ist, Butter durch Frischkäse light zu ersetzen, Salami durch Schinken und Nutella durch Diätmarmelade.

Der letzte Ausweg aus dem Dilemma ist, sich in Ausnahmefällen auch einmal eine »gelbe« oder »rote« Mahlzeit zu gönnen und dafür eine oder zwei andere Mahlzeiten des Tages besonders »grün« ausfallen zu lassen.

Wenn euch das alles im Moment noch etwas schwierig vorkommt, lasst euch nicht aus der Ruhe bringen. Nach kurzer Zeit werdet ihr die Energiedichte der wichtigsten Lebensmittel kennen.

Energiedichte-Tabelle herunterladen ➔ www.energiedichte.info

Zum Herunterladen gibt's die Tabelle übrigens im Internet unter www.energiedichte.info. Viele drucken sich diese Tabelle aus und kleben sie an den Kühlschrank. Zum Einkaufen kann man die Tabelle zusammengefaltet in die Tasche stecken. Oder ihr nutzt die kostenlose Vibono-App oder die Suchfunktion auf vibono.de. Dort findet ihr auch gleich passende Rezepte zum gesuchten Lebensmittel. ■

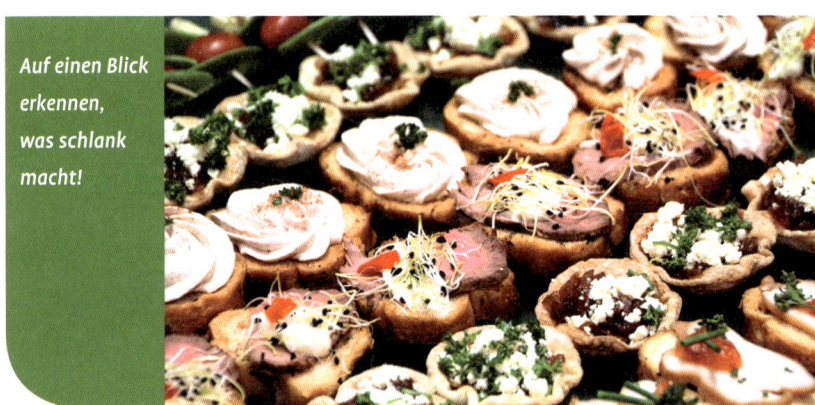

Auf einen Blick erkennen, was schlank macht!

VIBONO Abnehm-Coaching

Energiedichte-Beispiel Rührei mit Tomaten

Wie berechnet man die Energiedichte unseres **Rühreis mit Tomaten und Frühlingszwiebeln**? (s. Link rechts). Ganz einfach: mit dem Vibono Energiedichte-Rechner. Mit dem kann man auf dem Smartphone, dem Tablet oder dem PC in wenigen Sekunden die Energiedichte kompletter Mahlzeiten ausrechnen.

Wichtig ist aber trotzdem, dass man versteht, worauf man bei der Auswahl der Zutaten achten sollte, damit das Essen »grün« wird. Wenn man nämlich verstanden hat, worauf es ankommt, braucht man gar nicht mehr zu rechnen, sondern verlässt sich auf sein Gespür für abnehmtaugliches Essen. Dann verliert das Abnehmen jeden Schrecken!

Jetzt also zu unserer Beispielrechnung: Für das Rezept brauchen wir drei Eier, eine Tomate, eine Frühlingszwiebel und einen Teelöffel Butterschmalz. Entscheidend für die Energiedichte sind die Mengen der einzelnen Ingredienzen. Die Gewürze werden in so geringen Mengen benötigt, dass wir sie vernachlässigen können. Die Energiedichte dieser Zutaten werdet ihr bald auswendig kennen: Eier 1,5 kcal/g (gerade noch »grün«), Tomate und Frühlingszwiebel je 0,2 kcal/g (sehr viele Gemüsesorten

ABNEHM TIPP

11

→ www. vibono.de/ rezepte/ ruehrei-mit-tomaten

liegen zwischen 0,2 und 0,4 kcal/g), Butterschmalz 9,0 kcal/g (=pures Fett). Jetzt dürft ihr nicht den Fehler machen, die Werte einfach zusammenzuzählen. Richtig ist es, die Summe aller Kalorien durch das gesamte Gewicht aller Zutaten zu teilen. Die Tabelle zeigt die Übersicht:

Rührei mit Tomaten und Frühlingszwiebeln	kcal/g	g	kcal
Eier	1,5	195	293
Tomate	0,2	100	20
Frühlingszwiebel	0,2	20	5
Butterschmalz	9,0	8	72
Summe	**1,2**	**323**	**389**

Die Eier haben insgesamt 293 kcal (3 mal 65 g mal 1,5 kcal/g). Die Tomate steuert mit 100 Gramm gerade mal 20 kcal bei. Die Frühlingszwiebel fällt mit 5 kcal so gut wie gar nicht ins Gewicht. Das bisschen Butterschmalz dagegen umso mehr, es liefert 72 kcal. Das zeigt ganz eindrücklich den Unterschied zwischen Gemüse und Fett.

Alle Zutaten zusammen enthalten 389 kcal (rechte Spalte) bei insgesamt 323 Gramm (mittlere Spalte).

Da die Energiedichte immer die Kalorien pro einzelnem Gramm angibt, muss man nun nur noch die 389 kcal durch die 323 Gramm teilen. Das ergibt 1,2 kcal/g. Das Gericht hat also eine grüne Energiedichte.

Wie gesagt, müsst ihr das nicht bei jeder Mahlzeit ausrechnen. Bei unseren Rezepten ist die Energiedichte ohnehin immer angegeben. Das Beispiel zeigt jedoch, dass Gemüse die Energiedichte einer Mahlzeit senkt. Denn es bringt relativ viel Volumen bei wenig Kalorien. Natürlich nur, wenn es einen erheblichen Anteil ausmacht. Genau das Gegenteil passiert bei fettreichen Zutaten. Sie liefern viel Energie, füllen den Magen aber nur wenig. Würdet ihr in dem Rezept die Fettmenge verdoppeln, stiege die gesamte Energiedichte auf 1,4 kcal/g an. Ganz ohne das Fett läge sie bei nur 1,0 kcal/g. Wer will, kann das mit dem Energiedichte-Rechner ja mal nachrechnen! ■

→ *www. vibono.de/ ED-Rechner*

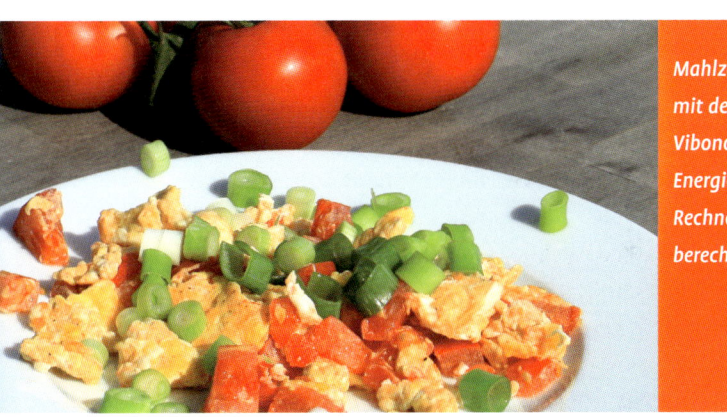

Mahlzeiten mit dem Vibono- Energiedichte- Rechner berechnen!

Wieso man mit Gemüse so gut abnehmen kann

Gemüse ist perfekt zum Abnehmen. Das liegt an der grandiosen Energiedichte von 0,2 bis 0,4 kcal/g, die die meisten Gemüsesorten aufweisen. Mit einer großen Gartenrundschau-Portion (z. B. 500 g) futtert man gerade mal 100 bis 200 kcal. (Das ist soviel wie ein oder zwei Duplos.)

Einige von euch verziehen jetzt womöglich das Gesicht angesichts eines vollen Tellers mit Grünzeug. Das ist jedoch aus mehreren Gründen völlig unnötig.

Zum einen ist mageres Fleisch als Ergänzung ebenfalls sehr abnehmtauglich, hat also eine grüne Energiedichte. Zum anderen lässt die geringe Energiedichte von Gemüse viel Raum für »gelbe« und »rote« Lebensmittel. Zum Beispiel für Fetakäse oder angebratene Speckwürfel zum Verfeinern. Diese Lebensmittel steigern die Energiedichte zwar, belassen aber die gesamte Energiedichte eines solchen Gerichts bei Verwendung vernünftiger Mengen im grünen Bereich. Das gilt zum Beispiel auch für Karotten, die man in feine Stifte hobelt und mit etwas Rapsöl und Sahne (beides »rot«) andünstet. (Für den Geschmack gibt man noch etwas Gemüsebrühe,

Zitronensaft, Salz, Pfeffer und gehackte Petersilie dazu.)

Wenn ihr bei euren zukünftigen Einkäufen gezielt Gemüse in den Einkaufswagen legt und es zur Basis von mindestens einer Mahlzeit am Tag macht, wird es euch sehr leichtfallen, abzunehmen. Es kann natürlich sein, dass ihr euch die Welt des Gemüses erst nach und nach erschließen müsst. Wer sich bisher gegen Brokkoli & Co. gesträubt hat, muss erst lernen, sie lecker zuzubereiten. Die richtige Garzeit, passende Gewürze und stimmige Kombinationen bekommt man mit etwas Übung und unseren Rezepten jedoch schnell hin. Und dann braucht ihr ganz sicher nie mehr eine Diät zu machen!

→ www.
vibono.de/
rezepte/
gemuese-
pfanne

Schaut euch nun einmal das Rezept für eine **Gemüsepfanne** an. Ist euch klar, wieso deren Energiedichte tolle 0,3 kcal/g beträgt? ■

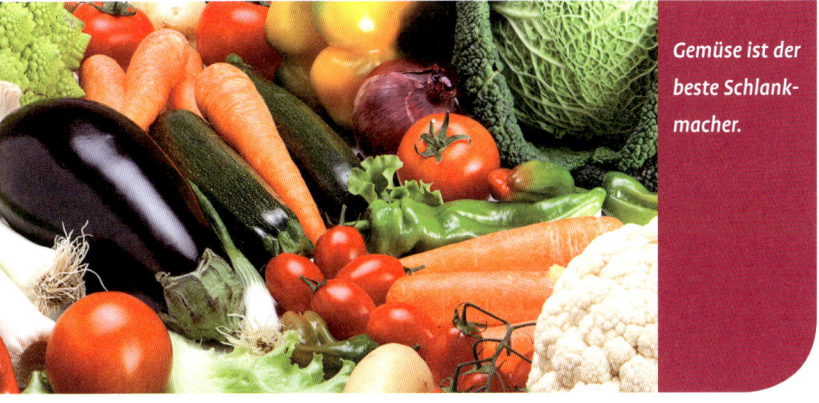

Gemüse ist der beste Schlankmacher.

Brokkoli richtig kochen

Was haben Pizza und Brokkoli gemeinsam? Beide kamen als Geheimtipp aus Italien zu uns. Der Brokkoli allerdings deutlich später.

Und noch einen Unterschied gibt es: Der Brokkoli ist viel abnehmtauglicher. Und schneller zubereitet ist er auch. Einfach waschen, die Röschen abschneiden, den Strunk schälen und in Scheiben schneiden. Anschließend alles in kochend heißes Salzwasser geben und drei bis fünf Minuten köcheln lassen. Er soll noch bissfest sein. Ihr könnt da gar nichts falsch machen, denn Brokkoli schmeckt sogar roh und ist gut verdaulich. Am Ende noch kurz mit kaltem Wasser abschrecken, damit er seine Farbe behält. Voilà.

Bevor ihr wieder Nudeln kocht oder Brot esst, testet doch einmal knackig-frische Gemüsegerichte – als Beilage oder als kreative Hauptmahlzeit. Ihr habt nichts zu verlieren! Außer ein paar Kilos.

Rezepte suchen

→ www. vibono.de

Probiert mal die zahlreichen **Brokkoli-Rezepte** in der Vibono-Rezeptdatenbank aus. Gebt bei der Suchfunktion (Lupe oben rechts auf vibono.de) einfach »Brokkoli« ein.

Da findet ihr zum Beispiel »Brokkoli mit nicht ganz hart gekochtem Ei«. Ihr werdet überrascht sein, was man aus so einfachen Zutaten mit der richtigen und – im Fall des Eis – pfiffigen Zubereitungsweise zaubern kann.

VIBONO Abnehm-Coaching

Wenn euch roher Brokkoli noch suspekt ist, dann reicht ihn zu einer zarten Entenbrust als Rohkostsalat, in den ihr noch klein geschnittene Äpfel und Pinienkerne gebt. Das Dressing rührt ihr aus Olivenöl, weißem Balsamico, Honig und Senf an, das ihr mit Kräutersalz und frisch gemahlenem Pfeffer abschmeckt.

Noch eine ausgefallenere Rezeptidee gefällig? Dann verwandelt Brokkoli zusammen mit Haferflocken, Eiern und Käse in Fladen, die ihr in der Pfanne goldbraun ausbackt. Ihr habt dann nur noch die Qual der Wahl, ob ihr sie als Beilage esst, zu einem Salat oder als Hauptspeise. ■

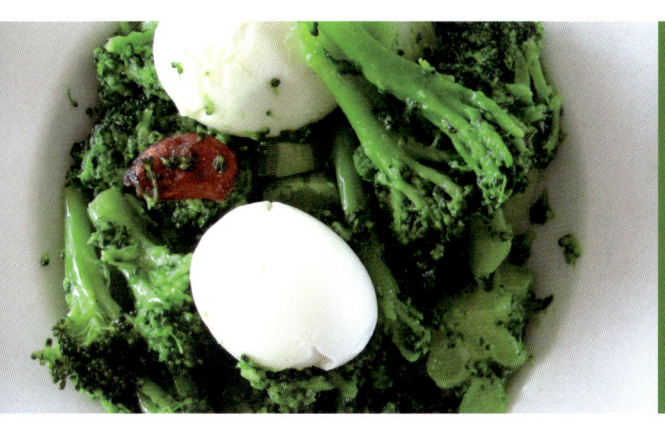

Gemüse schmeckt, wenn man es richtig zubereitet.

Mehr Willensstärke entwickeln

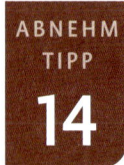
ABNEHM TIPP
14

Stellt euch vor, es würde euch nichts ausmachen, auf Süßes und Fettiges zu verzichten. Dann wäre es doch sehr viel leichter abzunehmen, oder? Herumliegende Schokolade würde euch nicht mehr verführen. Die Nuss-Nougat-Creme im Schrank würde alt werden. Und Torten würden euch nie mehr ein schlechtes Gewissen bereiten.

Leider sind jedoch viele von uns alles andere als willensstark, dafür aber sehr kreativ, wenn es darum geht, Rechtfertigungen zu finden. »Cherry picking« heißt es im Englischen, wenn man sich nur angenehme Teile herauspickt. Das passiert auch immer wieder bei meinem Konzept. Zum Beispiel, wenn ein Foto von mir in einem Eiscafe entdeckt wird. Das wird dann als Begründung herangezogen, dass man »sich doch auch mal etwas gönnen« darf. Klar darf man das. Aber nur, wenn man überwiegend »Nein!« sagen kann.

Immer etwa eine Woche nach dem Start einer neuen Runde im Abnehm-Coaching muss ich darauf hinweisen, dass die Pfunde nur purzeln, wenn man etwas dafür tut. Allein vom Lesen meiner Beiträge passiert gar nichts. Und wenn man nur das beherzigt, was einem gefällt, und das Unangenehme ignoriert, auch nicht.

Die eigene Überzeugung entscheidet beim Abnehmen ➜ *s. Tipp 38*

VIBONO Abnehm-Coaching

In dem Zusammenhang wird natürlich auch immer wieder diskutiert, was »erlaubt« ist und was nicht. Darf man nun Fast Food beim Amerikaner essen oder nicht? Darf man mit Honig süßen oder nicht? Und darf man eigentlich noch Brot essen oder ist das jetzt tabu?

In diesem Abnehm-Tipp gebe ich ganz bewusst keine Antworten auf diese Fragen (die findet ihr in anderen Tipps in diesem Buch). Es geht bei diesem Coaching schließlich nicht darum, euch zu sagen, was ihr dürft oder nicht. Ihr müsst euch selbst anstrengen, um alles Wichtige über Lebensmittel zu lernen und was mit ihnen in eurem Körper passiert. Dann – und nur dann – seid ihr in der Lage, euren Lebensstil dauerhaft umzustellen.

Ihr müsst selbst die Verantwortung für euer Handeln übernehmen! Ich erkläre euch gerne die Zusammenhänge, aber die nötige Willensstärke, euch danach zu richten, müsst ihr selbst entwickeln. ■

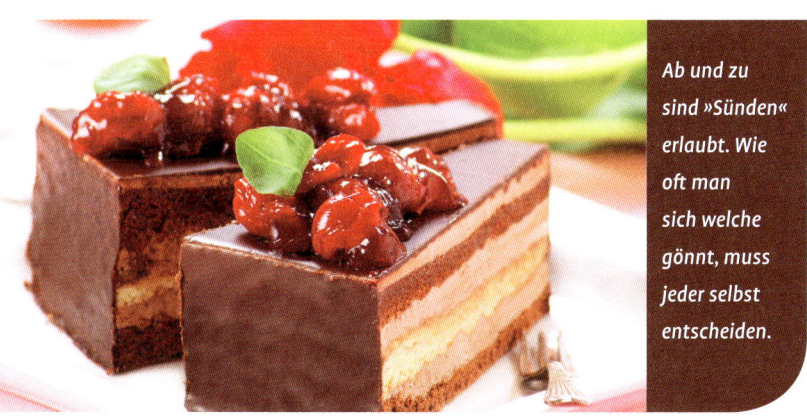

Ab und zu sind »Sünden« erlaubt. Wie oft man sich welche gönnt, muss jeder selbst entscheiden.

Macht Brot dick?
Oder die Beläge?

ABNEHM TIPP 15

Mahlzeiten mit Brot sind schnell zubereitet, variantenreich und sehr beliebt. Aber bei Brot, Brötchen und Gebäck ist die Gefahr immer groß, zu viele Kalorien zu futtern. Das Brot selbst trägt daran eine erhebliche Mitschuld. Je nach Sorte reicht die Energiedichte von 1,8 kcal/g bis zu 2,9 kcal/g. Also von »gelb« bis »rot«. »Grün« ist keine Brotsorte.

Eigentlich sollte man ja »gelbe« Lebensmittel mit mindestens der gleichen Menge »güner« Produkte zusammen essen. Das ist aber beim Brot gar nicht so einfach. Denn Brot mit Gemüsebelag ist nicht die gängigste Kombination. Im Gegenteil: Zu Brot drängen sich jede Menge »roter« Aufstriche und Beläge geradezu auf.

Energiedichte-Tabelle → s. Ende des Buches

Butter ist mit 7,4 kcal/g »tiefrot«. Sehr viele Wurstwaren sind es ebenfalls. Einige bringen es auf über 4,0 kcal/g. Genau das Gleiche beim Käse. Noch schlimmer ist sogar Nuss-Nougat-Creme, die liefert heftige 5,2 kcal/g.

Glücklicherweise gibt es bei Wurstwaren gute Alternativen. Magerer gekochter Schinken zum Beispiel hat eine Energiedichte von nur 1,1 kcal/g und ist damit herrlich »grün«. Beim Käse sind Light-Varianten zwar besser als konventionelle, aber trotzdem größtenteils »gelb«. Bei süßen Aufstrichen sind Diätmarmeladen eine gute Option. Sie gibt es nämlich mit weniger als 1,0 kcal/g.

Insgesamt lohnt es sich also, genau hinzuschauen, was man sich aufs Brot streicht oder legt. Wenn man nicht aufpasst, werden Brotzeiten und Frühstücksbrötchen zu Kalorienbomben, die sich nur schwer ausgleichen lassen.

Eiweißbrot ist übrigens keine tolle Alternative. Dessen Energiedichte ist mit 2,5 kcal/g nämlich höher als die von Vollkornbrot. ■

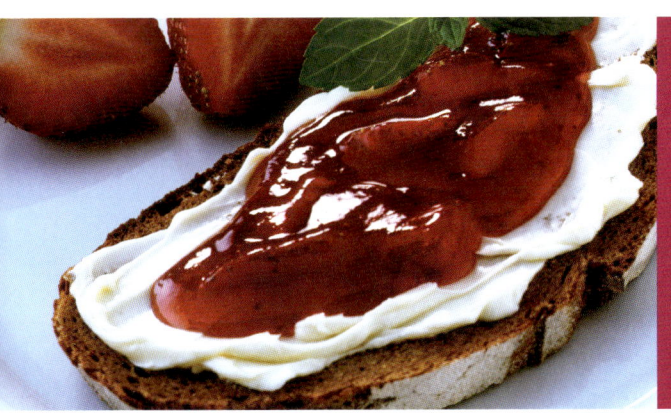

Brot und Beläge liefern häufig ziemlich viele Kalorien.

Besser Vollkornbrot

ABNEHM TIPP

16

Habt ihr das schon einmal bewusst beobachtet? Vollkornbrot macht euch deutlich länger satt als Weißbrot. Die enthaltenen Ballaststoffe (das sind unverdauliche Kohlenhydrate) quellen teilweise im Bauch sogar auf und machen zusätzlich satt. Und zwar ganz ohne Kalorien zu liefern.

Aber auch die komplexen Kohlenhydrate müssen erst mühsam in Magen und Darm aufgespalten werden, damit der Körper sie verwerten kann. Das dauert einige Zeit und geschieht über einen viel längeren Zeitraum als bei Weißbrot. Der Blutzuckerspiegel – und in der Folge der Insulinspiegel – steigt daher viel langsamer an und fällt langsamer wieder ab. Der aufgespaltene Traubenzucker gelangt so schön gleichmäßig ins Blut. Ganz nebenbei liefert Vollkornbrot auch noch mehr Vitamine, Mineralstoffe und Spurenelemente als Weißbrot.

Mit Ballaststoffen leichter abnehmen➜ s. Tipp 29

Bei Weißmehlprodukten besteht Heißhungergefahr! Die einfachen Kohlenhydrate in Weißmehlprodukten führen zu einem schnellen Blutzuckeranstieg – und zu viel Insulinausschüttung. Fällt der Blutzuckerspiegel in der Folge ebenso schnell wieder ab, befürchtet das Gehirn einen Zuckernotstand und »schreit«. Wir sagen dazu Heißhunger!

Die bei der Produktion von Weißmehl ausgesiebten Ballaststoffe fehlen dem Darm, der dadurch träger wird und seinen Job immer schlechter erledigen kann.

Der Hauptgrund für die Erfindung von Weißmehl war übrigens dessen längere Haltbarkeit. Das im ganzen Korn enthaltene Fett ließ Mehl bei längerer Lagerung ranzig werden. Dieser Aspekt spielt im Zeitalter von Bäckereiketten quasi keine Rolle mehr. Aus Qualitätsgründen muss also niemand mehr auf Vollkornprodukte verzichten.

So lecker Weißmehlprodukte auch sind, wenn ihr Fortschritte bei eurem Gewicht sehen wollt, lasst die Finger von Baguette, weißem Toastbrot, weißen Semmeln und allen Weißbrotsorten. Auch von italienischen Panini. Die Energiedichte macht an den Alpen leider nicht Halt. ◼

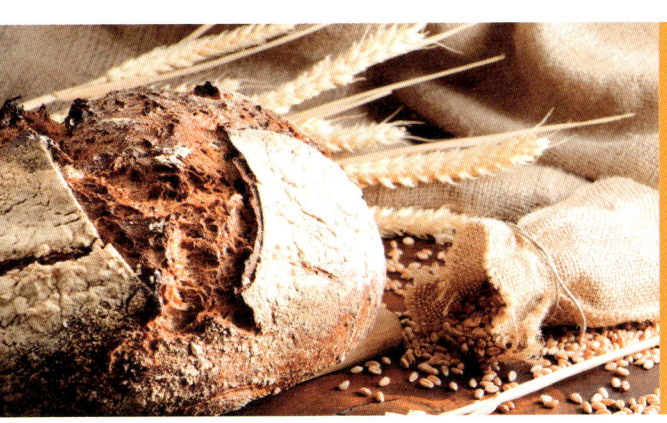

Ballaststoffreiche Lebensmittel sind besser!

Ohne Geduld kein Abnehm-Erfolg

ABNEHM TIPP

17

Da haben sich die Pfunde über Monate und Jahre angesammelt, und nun sollen sie plötzlich über Nacht wieder verschwinden.

Ungeduld ist ein treuer Begleiter sehr vieler Übergewichtiger. Deswegen fallen sie auch immer wieder auf (unmögliche) Versprechungen herein, die einen besonders schnellen Gewichtsverlust verheißen. Oder sie brechen Diäten ab, weil der Erfolg nicht zu den übertriebenen Erwartungen passt. Abnehmen braucht Zeit. Und weil das so ist, ist es umso wichtiger, dass man das Abnehmen nicht als qualvolle Zeit empfindet, sondern als ein spannendes Kapitel im eigenen Leben, in dem man viel Neues erlebt, lernt und genießt.

Was jeder übers Abnehmen wissen sollte ➜ s. Tipp 01

Ihr wisst ja, Körperfett ist nichts anderes als gespeicherte Energie. Die muss man verbrauchen, damit die Polster verschwinden. Ein Kilo Körperfett enthält 7.000 kcal. Um die zu verbrauchen, muss man z.B. zwei Wochen lang jeden Tag 500 kcal einsparen (denn 14 mal 500 kcal sind 7.000 kcal). 500 kcal sind jedoch ein Viertel des Tagesbedarfs einer Frau, die bekanntlich durchschnittlich etwa 2.000 kcal pro Tag verbraucht.

Wer versucht, täglich sehr viel mehr einzusparen, läuft Gefahr, seinen Körper in einen Alarmzustand zu versetzen. Dann spart der Körper Energie ein. Er fährt den Stoffwechsel herunter und baut die größten Verbraucher ab, die Muskeln. Fett baut er aber erst etwas später ab, denn die Reserven sind ja für wirklich harte Zeiten gedacht.

Berücksichtigt man das, wird klar, wieso man pro Monat realistischerweise nur zwei bis drei Kilo Körperfett abbauen kann. Hört ihr von Erfolgsmeldungen, bei denen es mehr ist, war es v. a. Wasser, das ausgeschieden wurde, und das Ausgangsgewicht war wahrscheinlich höher. (Schwere Personen verbrauchen mehr Energie und können deswegen am Anfang auch mehr abnehmen.)

So schlecht sind zwei bis drei Kilo pro Monat jedoch gar nicht. Denn auf Jahressicht sind das 24 bis 36 Kilo. Damit hätten die meisten von euch zumindest schon den größten Teil geschafft. Aber das gelingt nur, wenn man Geduld hat. Wer diese wichtige Abnehmtugend nicht mitbringt, quält sich entweder unnötig oder hört vorher auf und rennt dem nächsten Diätversprechen hinterher. Mit dem Ergebnis, dass nach einem Jahr weit weniger Fett weg ist, als wenn man konsequent den Lebensstil umstellt und darauf vertraut, dass das am Ende schon klappt.

Realistische Abnehm-Erwartungen → *s. Tipp 02*

Weitere Erfolgsgeschichten
➜ *www.vibono.de/erfolge*

Eine Coaching-Teilnehmerin hat das in ihrer Erfolgsgeschichte sehr gut formuliert: »Bei meinen ganzen Versuchen davor hab ich mir immer so einen Stress gemacht, wenn mein Gewicht nicht runterging. Aber bei Vibono weiß ich komischerweise, dass es funzt, und ich mach mir nichts draus, wenn es mal 2–3 Wochen stagniert.« Das Ergebnis: 20 Kilo weniger und die Erkenntnis: Abnehmen mit Vibono funktioniert! ■

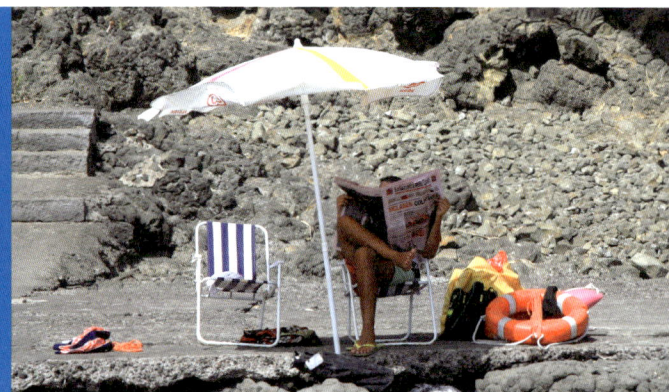

Die Kilos sind auch nicht über Nacht gekommen...

Pimp your salad!

Blattsalat ist perfekt zum Abnehmen! Das liegt an seiner geringen Energiedichte von minimalen 0,1 kcal/g. Würde man 300 Gramm pur davon essen, wären das vernachlässigbare 30 kcal. Das hat dann allerdings mit Genuss nicht mehr viel zu tun.

ABNEHM
TIPP
18

Diese super niedrige Energiedichte lässt jedoch jede Menge Spielraum für ein schmackhaftes Dressing und diverse »Toppings«. Die folgenden Beispiele zeigen euch, worauf es ankommt.

Das Dressing darf durchaus z. B. aus gutem Olivenöl und feinem Balsamico-Essig bestehen, in der einfachsten Variante abgeschmeckt mit Salz und Pfeffer. Der Salat hat dann eine Energiedichte von etwa 0,8 kcal/g (dieser Wert hängt natürlich ganz wesentlich von der Menge des verwendeten Olivenöls ab).

So mancher wird aber trotz einer ordentlichen Salatportion nicht lange satt sein. Das Olivenöl mit seinem hohen Fettanteil macht allerdings immer noch länger satt als ein handelsübliches kalorienreduziertes Joghurtdressing. Die gibt's von ca. 0,8 bis 2,2 kcal/g. Bei einem Mittelwert von 1,5 kcal/g sinkt die Energiedichte des Salats zwar auf 0,3 kcal/g ab, aber ob das noch ausreichend sättigt und gut genug schmeckt? Also meins wär's nicht.

Mit Salat schneller satt werden
→ s. Tipp 36

Die folgenden Tabellen zeigen verschiedene Salatvarianten mit unterschiedlichen Dressings und Toppings.

Salat mit Olivenöl-Dressing	kcal/g	g	kcal
Blattsalat	0,1	300	111
Olivenöl	8,2	30	0
Balsamico-Essig	1,0	15	113
Summe	**0,8**	**345**	**254**

Salat mit kalorienreduziertem Dressing	kcal/g	g	kcal
Blattsalat	0,1	300	30
Kalorienreduziertes Dressing	1,5	50	75
Summe	**0,3**	**350**	**105**

Salat mit Speck und Champignons	kcal/g	g	kcal
Blattsalat	0,1	200	20
Olivenöl	8,2	30	246
Balsamico-Essig	1,0	15	15
Speck	2,6	50	130
Champignons	0,2	50	10
Summe	**1,2**	**345**	**421**

Meine Empfehlung ist, gutes Olivenöl zu verwenden, das wertvolle Fettsäuren liefert und sehr gut schmeckt. Dazu hochwertigen Balsamico-Essig, der für eine wohlschmeckende Säure sorgt. Das Ganze motze ich zum Beispiel mit Champignons und angebratenem Speck oder Schinkenwürfeln auf. In der Speckvariante ergibt das eine Energiedichte von immer noch grünen 1,2 kcal/g, mit fettarmen Schinkenwürfeln gar nur 1,0 kcal/g.

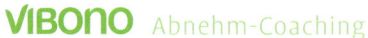

Von so einer Portion wird man satt und hat beste Zutaten. Vor allem aber hat man nach so einer Mahlzeit nicht das Gefühl, auf irgendetwas verzichtet zu haben oder »eine Diät zu machen«. Zumal der Fantasie, was die Toppings betrifft, fast keine Grenzen gesetzt sind. Als ich solche Mahlzeiten für mich entdeckt habe, war mir klar, dass man sehr gut mit viel Genuss abnehmen kann! ■

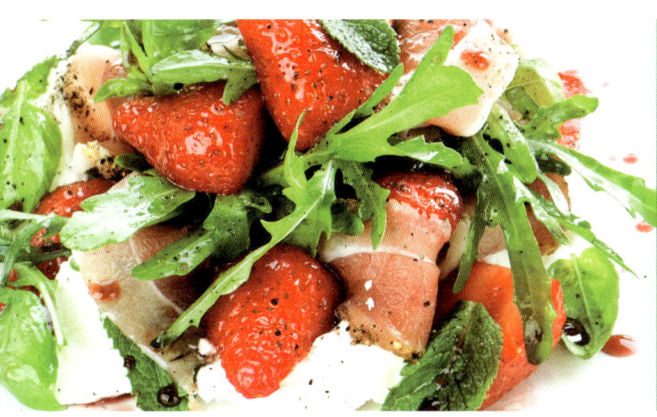

Salat lässt sich tausendfach variieren.

Abnehmen ist wie Führerschein machen

Viele Dinge, die das Leben nachhaltig verändern, erfordern ein bisschen Übung. Das war schon beim Führerschein so. Den gab's auch nicht nach einer Fahrstunde.

Erinnert ihr euch noch an damals? Ihr musstet über vieles nachdenken, was euch heute längst in Fleisch und Blut übergegangen ist: Gas geben, bremsen, lenken, blinken, über die Schulter schauen usw. Da musstet ihr euch ziemlich konzentrieren. Aber nach kurzer Zeit konntet ihr nebenher quatschen, Musik hören oder über den Unsinn von Diäten nachdenken. Das eigentliche Fahren erledigt ihr nun weitgehend automatisch. Es ist in eurem Unterbewusstsein verankert. Verlernt habt ihr es auch nicht mehr, weil ihr es regelmäßig tut.

Für die Führerscheinprüfung musstet ihr auch Theorie büffeln. Die erschien euch zwar lästig und mühsam, aber sie hilft euch heute noch, an einer Kreuzung zu beurteilen, wer Vorfahrt hat. Das erspart unliebsame Verformungen des Chassis.

Genauso wird es mit der Energiedichte sein. Schon in Kürze werdet ihr ohne groß nachzudenken wissen, ob ein Lebensmittel »grün«, »gelb« oder »rot« ist. Und ihr könnt ad hoc beurteilen, welche Rezepte und Kombinationen abnehmtauglich sind und welche nicht. Das ist die Basis für eure neue

Ernährungsweise! Die verlernt ihr dann genauso wenig wie das Autofahren.

Wie lange habt ihr für die Fahrstunden bis zum Führerschein gebraucht? Vier Wochen? Sechs? Acht? Gebt euch genauso viel Zeit, um euren neuen Lebensstil zu verinnerlichen! Letztlich wird der mindestens so wertvoll für euch sein wie euer Führerschein. Denn welcher Spiegel ist wichtiger für euer Ego: der Rückspiegel oder der Badezimmerspiegel? ■

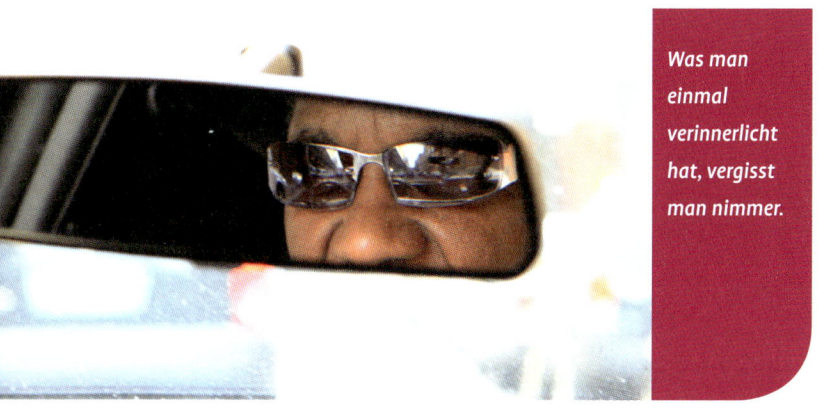

Was man einmal verinnerlicht hat, vergisst man nimmer.

Kohlenhydrate zum Frühstück?

ABNEHM TIPP

20

Ein leckeres Frühstück gehört für viele zum Start in den Tag einfach dazu. Allerdings sind einige immer wieder irritiert, was die Kohlenhydrate am Morgen betrifft. Denn die einen sagen, dass man morgens soviele Kohlenhydrate essen darf, wie man will. Die anderen sagen, dass man komplett auf sie verzichten soll.

Die Energiedichte liefert einmal mehr die beste Sicht auf die Dinge. Nehmen wir zum Beispiel dieses beliebte Rezept für einen **Frühstücks-Porridge**.

➔ www.
vibono.de/
rezepte/
porridge

125 Gramm Quark und eine Orange sind offensichtlich eine tolle Grundlage für ein Frühstück. Etwas genauer hinschauen muss man bei den 30 Gramm Haferflocken. Auf den ersten Blick erschreckt deren Energiedichte von 3,7 kcal/g. Würdet ihr die trocken essen, wären sie tatsächlich »tiefrot«. Auf den zweiten Blick seht ihr aber, dass sie in 200 Milliliter Wasser aufgekocht werden. Mit dem Wasser saugen sie sich voll und reduzieren dadurch ihre Energie auf »tiefgrüne« 0,5 kcal/g. Denn das Wasser, das bekanntlich null Kalorien enthält, ist dann in den Haferflocken gebunden und wird mitgegessen.

Frühstücks-Porridge	kcal/g	g	kcal
Vollkornhaferflocken	3,7	30	111
Wasser	0,0	200	0
Quark	0,9	125	113
Orange	0,5	60	30
Summe	**0,6**	**415**	**254**

Alles in allem hat das Frühstück eine Energie-dichte von 0,6 kcal/g und ist damit ein perfekter Start in den Tag. Vor allem hält es lange satt, lässt sich mit anderen Früchten bestens kombinieren und schmeckt überaus lecker.

Auf solche Kohlenhydrate zum Frühstück braucht ihr (nach den Umstellungstagen) nicht zu ver-zichten. Statt der Haferflocken könnt ihr natürlich auch andere Getreidesorten verwenden. Aufpassen müsst ihr nur bei Cerealien-Fertigmischungen, die mit viel Zucker gesüßt sind. Davon gibt es im Super-marktregal leider etliche. Bitte schaut deswegen vor dem Kauf auf die Zutatenliste der Verpackung. Wenn ihr dort größere Mengen Zucker aufgelistet findet, sucht euch ein anderes Produkt.

Eine meiner liebsten Frühstückszutaten habe ich vor vielen Jahren in Australien kennengelernt: Weet-Bix. Das sind Vollkornriegel mit hohem Bal-laststoffanteil und wenig Zucker. Im Prinzip gilt für diese Riegel das Gleiche wie für Haferflocken, nur dass sie meist nicht mit Wasser, sondern mit Milch gegessen werden. Die Energiedichte liegt dadurch etwas über dem Porridge-Rezept, je nach sonstigen

Zutaten aber immer noch unter 1,0 kcal/g und damit im tiefgrünen Bereich.

Das australische Original gibt es bei uns leider nicht zu kaufen, immerhin aber das sehr ähnlich klingende britische Weetabix. Bei den Vibono-Rezepten gibt es viele Vorschläge, wie dieses variantenreich zubereitet werden kann. Ihr könnt die Riegel mit Milch, Joghurt, Quark oder Buttermilch genießen und sie je nach Saison zum Beispiel mit Bananen, anderem frischen Obst oder Beeren auffrischen.

Ihr werdet sehen, bei so tollen Rezepten braucht ihr keinen Zucker mehr zum Frühstück! ■

→ www.
vibono.de/
search?
sSearch=
weetabix

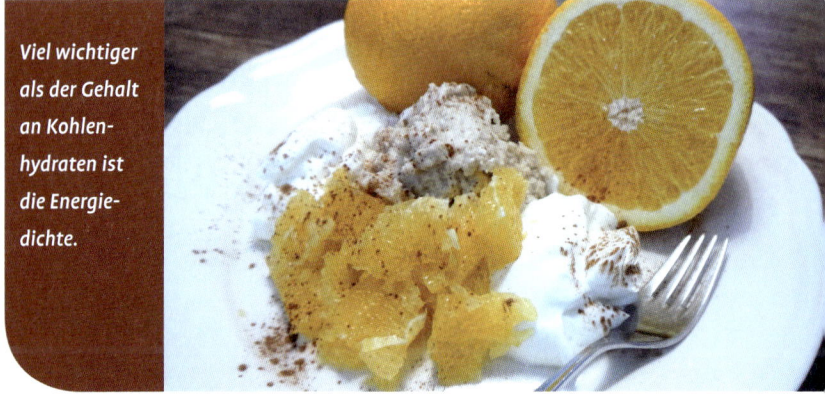

Viel wichtiger als der Gehalt an Kohlenhydraten ist die Energiedichte.

Das Genießer-Käse-Dilemma

Käse mit Wein – das ist für mich höchster kulinarischer Genuss! Ein ziemlich kalorienreicher allerdings. Und damit eigentlich gar nichts für Leute, die abnehmen möchten. Ich kenne keinen abnehmwilligen Genießer, den Käse nicht in ein Dilemma stürzt.

Im gut sortierten Käseladen bietet sich eine überbordende Fülle grandioser Köstlichkeiten – doch hätten sie farbige Fähnchen mit ihrer Energiedichte anhaften, wären diese quasi alle rot. Die meisten Käsesorten haben bedauerlicherweise eine Energiedichte von über 2,5 kcal/g. Das liegt an ihrem hohen Fettanteil von bis zu 70 Prozent. Da tröstet es wenig, dass fast alle Käsesorten keine Kohlenhydrate enthalten. Dieser kleine Vorteil verpufft ohnehin, wenn man Käse zu Brot isst. Die Energiedichte einer Käsemahlzeit liegt also leider quasi unweigerlich im roten Bereich.

Was tun? Gibt es einen Ausweg aus dem Dilemma? Den gibt es leider nur bedingt. Aber trotzdem muss man auf Käsegenuss nicht verzichten! Die Bedingung ist, dass man einen klaren Kopf bewahrt und aufhört zu essen, wenn man satt ist. Wenn man die Menge der verspeisten Kalorien nicht ins Unermessliche steigen lässt, kann man diese nämlich bei anderen Mahlzeiten wieder ausgleichen.

Typische Diäten ignorieren häufig die Tatsache, dass einzelne Mahlzeiten durchaus einmal nicht abnehmtauglich sein dürfen. Denn entscheidend ist die Energiebilanz am Ende des Tages. Und da zählen alle Mahlzeiten inklusive Getränken auf der einen und alle Aktivitäten (wie z.B. Sport) und der Grundbedarf auf der anderen Seite.

Solltet ihr also demnächst wieder in Käsegenüssen schwelgen wollen, dann achtet beim Frühstück und beim Mittagessen schon auf eine besonders niedrige Energiedichte. Wenn ihr am Ende des Tages in Summe nicht mehr Kalorien gefuttert als verbraucht habt, dann nehmt ihr zumindest nicht zu. Und wenn ihr ausnahmsweise an einem Tag kein Fett abbaut, dann ist das ja nicht schlimm. Der Gedanke darf aber natürlich nur in seltenen Ausnahmefällen als Argument herhalten. Sonst tut sich auf der Waage logischerweise nichts.

Das meine ich mit »einen klaren Kopf bewahren«. Sich ab und zu etwas zu gönnen, ist extrem wichtig, um die Lebensqualität hochzuhalten. Wenn ihr solche Sünden bedacht einstreut, verliert ihr im Jahr vielleicht zwei bis drei Kilo weniger. Aber ihr habt das ganze Jahr über das Gefühl, dass ihr auf nichts wirklich verzichten müsst. Womöglich lassen euch solche Sünden überhaupt erst durchhalten.

Leider legen manche Menschen meine Worte immer wieder falsch aus und klagen dann, dass die überschüssigen Pfunde nicht weniger werden: »Der Schweinbenz hat doch Sünden erlaubt.« Wer so klagt, hat noch nicht begriffen, dass jeder selbst seines Abnehmglückes Schmied ist. Wer jedoch verstanden hat, dass sehr viele Genüsse absolut abnehmtauglich sind und die weniger abnehmtauglichen nur selten einstreut, hat nicht das Gefühl, nennenswert auf etwas verzichten zu müssen. Vielmehr erlebt er zur guten Figur noch das tolle Gefühl, das eigene Gewicht ganz gezielt steuern zu können. Das äußert sich in großer Zufriedenheit. Ich genieße diese ab und zu ganz bewusst bei italienischem und französischem Käse und dazu passendem Wein! ■

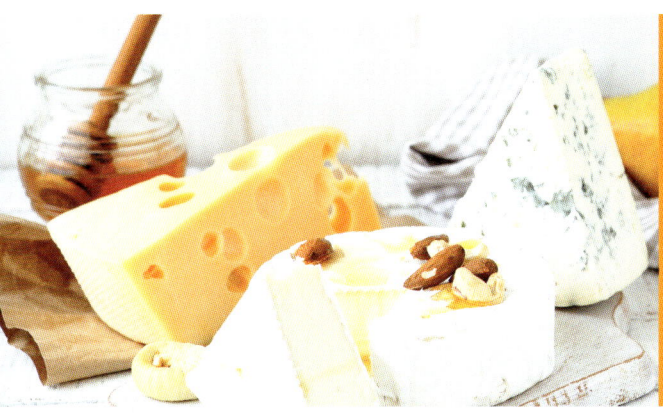

Die meisten Käsesorten sind Dickmacher. Man muss trotzdem nicht komplett auf sie verzichten.

Fleisch macht nicht dick! Nur das Fett!

Mageres Fleisch ist eines der besten Lebensmittel, um abzunehmen. Es gibt zahlreiche Fleischsorten mit einer »grünen« Energiedichte zwischen 1,0 und 1,4 kcal/g. Das gilt für magere Stücke quasi aller gängigen Angebote, von Kalb- oder Rindfleisch über Schweinefleisch und Geflügel bis hin zu Wild. Einzig bei Lamm ist es mitunter etwas schwieriger, fettarme Stücke zu bekommen.

Im Umkehrschluss bedeutet das aber auch, dass stark von Fett durchzogenes Fleisch eine »gelbe« oder gar »rote« Energiedichte aufweist. Der überwiegende Nährstoff bei fettarmen Stücken ist Eiweiß. Kohlenhydrate? Null! Fleisch ist daher eine perfekte Eiweißquelle.

Jetzt müsst ihr nur noch bei den Beilagen clever auswählen, und schon habt ihr ruckzuck eine kohlenhydratarme Mahlzeit zubereitet. Gemüse ist natürlich ideal. Aber auch ein schöner Salat mit leckeren Toppings passt perfekt. In beiden Fällen liegt die Energiedichte der Mahlzeit dann im Bereich von 1,0 kcal/g oder sogar darunter.

Pimp your salad!
→ *s. Tipp 18*

Das Gerücht, dass Fleisch dick macht, hält sich hartnäckig. Es geht vor allem auf eine Studie zurück, bei der nicht zwischen Fleisch- und Wurstkonsum unterschieden wurde. Beim Abnehmen ist diese Unterscheidung jedoch absolut wichtig. Denn

Wurst ist i. d. R. alles andere als fettarm und darf gedanklich nicht mit magerem Fleisch in einen Topf geworfen werden. Und in der Küche tut man das besser auch nicht.

Fettreiche Wurstwaren → s. Tipp 23

Für viele Männer ist die Nachricht, dass Fleisch nicht dick macht, ein Grund zum Feiern. Oder einer, um die Ernährung mit der Partnerin zusammen umzustellen. Ein einfacher Trick, den Frauen gerne und erfolgreich anwenden, ist der, Männer an den Grill zu schicken. Über Holzkohle oder einer Gasflamme gebrutzelt, tropft enthaltenes Fett ab und man braucht kein zusätzliches in eine Pfanne zu geben. Außerdem können Männer mit ausgeprägtem Ernährertrieb ihre Leidenschaft mit einer Grillzange in der Hand heroisch ausleben. Nur der Verlockung, in der anderen Hand eine Bierflasche zu halten, sollten sie widerstehen. ■

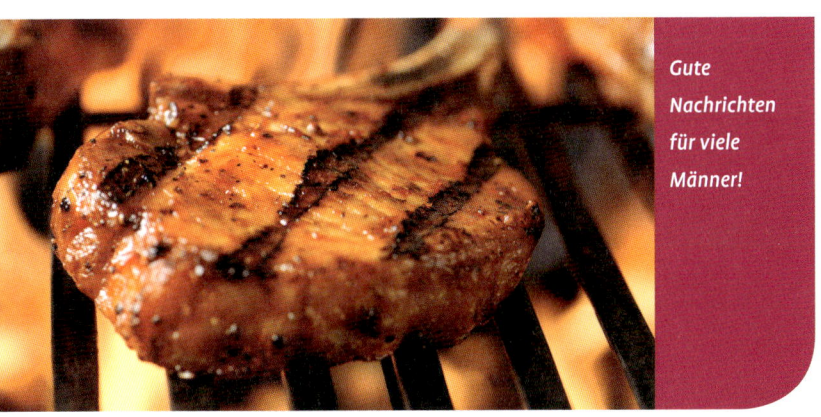

Gute Nachrichten für viele Männer!

Fettreiche Wurstwaren

Unter Abnehmgesichtspunkten hat Wurst mehr Gemeinsamkeiten mit Käse als mit Fleisch. Während nämlich mageres Fleisch schlank macht, ist Käse leider ein veritabler Dickmacher. Und mit Wurst ist es ganz ähnlich.

Die meisten Wurstsorten haben fast keine Kohlenhydrate, aber dafür bis zu 75 Prozent Fett. Das bedeutet: Energiedichte »rot«! Bei manchen Wurstsorten wie Salami, Leberwurst oder Cabanossi sieht man das Fett. Sie bringen es auf stolze 3,8–4,2 kcal/g. Häufig ist das Fett aber so fein püriert, dass man es nicht mehr erkennt – bei Teewurst, Lyoner oder Wiener Würstchen beispielsweise. Die Energiedichte bleibt dann natürlich trotzdem »rot«.

Mit etwas Geschick kann man auch die abendliche Brotzeit abnehmtauglich hinbekommen. Statt Salami kommt dann zum Beispiel magerer, gekochter Schinken aufs Brot. Seine Energiedichte: 1,1 kcal/g. Und z. B. fettarmer Frischkäse statt Butter. Sehr nützlich ist dabei übrigens, gegen einen Tipp zu verstoßen, den euch eure Omas womöglich gegeben haben: Legt den Schinken richtig dick aufs Brot! Denn er senkt die Energiedichte, das Brot hebt sie an.

Eine Beispielrechnung: 50 Gramm magerer Schinken auf 50 Gramm Vollkornbrot mit ordentlich fettarmem Frischkäse ergibt eine Energiedichte von 1,5 kcal/g. Mit jeder Tomate oder Gurke dazu sinkt die Energiedichte noch weiter.

Eine andere Alternative ist kalter Braten. Mit ihm habt ihr es ebenso in der Hand, mit bestem Gewissen eine Brotzeit zu machen. Das ist wieder ein Beispiel dafür, dass das geliebte Brot nicht allein dick macht, sondern die Beläge ebenso entscheidend sind.

Macht Brot dick? Oder die Beläge?
➔ *s. Tipp 15*

»Gelbe« Optionen sind übrigens Putenwurstsorten. Von ihnen gibt es eine breite Auswahl, die unter 2,0 kcal/g liegt. Selbst optimieren könnt ihr Parma- oder Serrano-Schinken: Einfach den Fettrand weglassen, der Rest ist »gelb«. ■

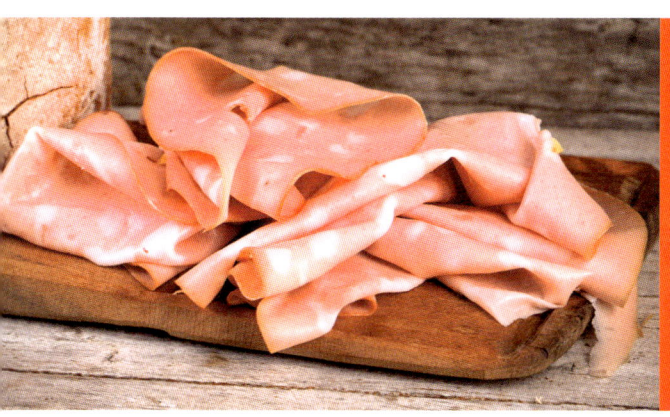

Nicht jedes Fett in Wurst sieht man so gut.

Ein typischer Vibono-Tag

**ABNEHM
TIPP**

24

Wie muss man sich ernähren, wenn man in einem Jahr 32 Kilo abnehmen will? Hungern? Quatsch! Lecker satt essen? Klar, nur so! Wie genussvoll ein typischer Vibono-Tag aussehen kann, seht ihr anhand dieser drei Gerichte für die Hauptmahlzeiten.

→ www.
vibono.de/
rezepte/
gesundes-
obst-nuss-
fruehstueck

Los geht's mit diesem gesunden **Obst-Nuss-Frühstück**: Das ist ein tolles Beispiel für eine ausgewogene Ernährung. Es enthält Eiweiß (Quark, Joghurt), Kohlenhydrate (Banane), gesunde Fettsäuren (Leinöl, Nüsse, Mandeln) und Vitamine (Beeren). Die Energiedichte ist mit 1,5 kcal/g zwar am oberen »grünen« Limit, das zeigt aber nur, dass man nicht an gesunden Zutaten sparen muss, wenn man

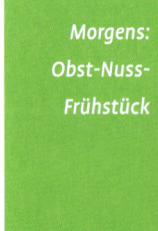

Morgens:
Obst-Nuss-
Frühstück

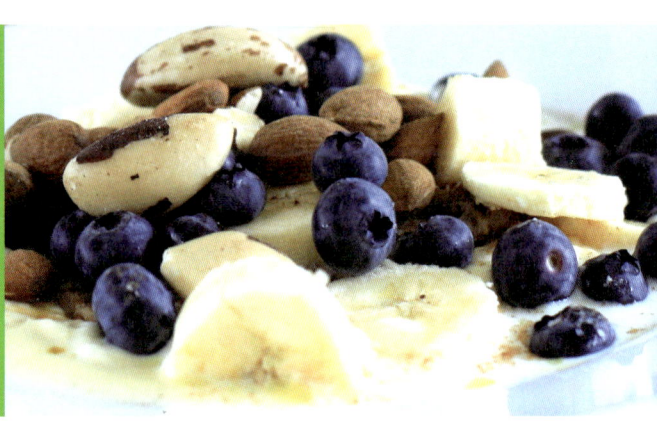

VIBONO Abnehm-Coaching

abnehmen will. Natürlich gibt es auch zahlreiche Frühstücksrezepte mit geringerer Energiedichte.

Zum Mittagessen gibt's einen schnellen **Nudel-auflauf**: Selbstverständlich kann man mit Nudeln abnehmen! Gekocht haben sie eine Energiedichte von 1,4 kcal/g. In diesem Rezept kommen die Nudeln jedoch ungekocht in die Auflaufform. Sie saugen sich beim Backen mit dem Wasser der Tomaten voll. Das spart Zeit und verleiht dem Ganzen einen besonders intensiven Geschmack. Die Energiedichte beträgt tolle 0,8 kcal/g, obwohl sogar 100 Gramm Parmesan enthalten sind. Das ist ein Beispiel dafür, dass es unnötig ist, auf Zutaten zu verzichten, die einem Gericht ihren Charakter verleihen, aber relativ

→ *www. vibono.de/ rezepte / schneller- nudelauflauf*

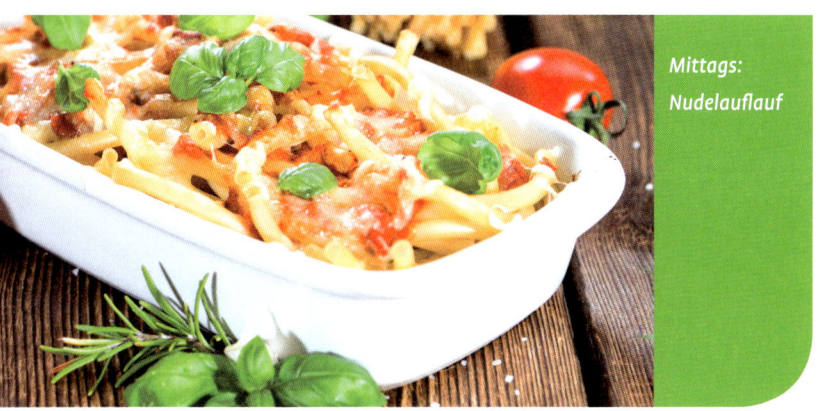

Mittags: Nudelauflauf

viele Kalorien haben. Es kommt nur auf die richtige Dosierung an.

➜ *www. vibono.de/ rezepte / griechische-bohnen-pfanne*

Zum Abendessen dann noch eine **Griechische Bohnenpfanne**: Wenn euch jemals jemand gesagt hat, dass Abnehmen keinen Spaß macht, dann ladet ihn zu diesem Essen ein. Das ist grandioser Genuss! Und wieder haben wir nicht an den Zutaten gespart. Feta und Speck verleihen dieser »Komposition« so ein tolles Aroma, dass man fast schon vergisst, dass der Teller voller Gemüse ist. Die Gefahr, sich hinterher noch etwas suchen zu müssen, das die Geschmacksknospen erfreut, ist da minimal.

Esst ihr von diesen drei Mahlzeiten je eine Portion, sind das zusammen 1.387 kcal bei insgesamt 1.353 Gramm. Das ergibt für alle Gerichte zusammen eine Energiedichte von 1,0 kcal/g. Bei einem durchschnittlichen Energieverbrauch einer Frau von 2.000 kcal pro Tag spart ihr so gute 600 kcal ein. Wenn ihr das jeden Tag schafft, sind das im Jahr 224.000 kcal. Das entspricht 32 Kilo Körperfett! Und die schwinden auf genussvollste Weise. Ohne Hungern. Dabei höchst gesund. Und ohne zusätzlichen Sport!

Die Portionsgrößen sind übrigens eher großzügig bemessen. Frühstück: 338 g. Mittagessen: 580 g. Abendessen 435 g. Die meisten Menschen essen täglich zwischen 1.000 und 1.200 Gramm. Mit fast 1.400 Gramm werden die allermeisten satt. Es sei denn, er oder sie ist besonders groß oder schwer. Dann ist der Kalorienverbrauch aber auch deutlich höher als bei einer Durchschnittsfrau.

Auf zwei Gefahren will ich euch unbedingt noch hinweisen. Die erste sind Getränke! Damit könnt ihr nämlich einen Großteil der Einsparung gleich wieder zunichtemachen. Passt daher unbedingt auf, was ihr trinkt! Die zweite Gefahr sind Naschereien. Mit Süßigkeiten oder Knabberzeug setzt ihr ebenfalls den ganzen Tageserfolg aufs Spiel. Natürlich müsst ihr auf beides nicht komplett verzichten. Aber macht euch klar, dass ihr damit nur verlieren könnt. Kein Gewicht natürlich, sondern euren Kampf mit den ungeliebten Pfunden. ■

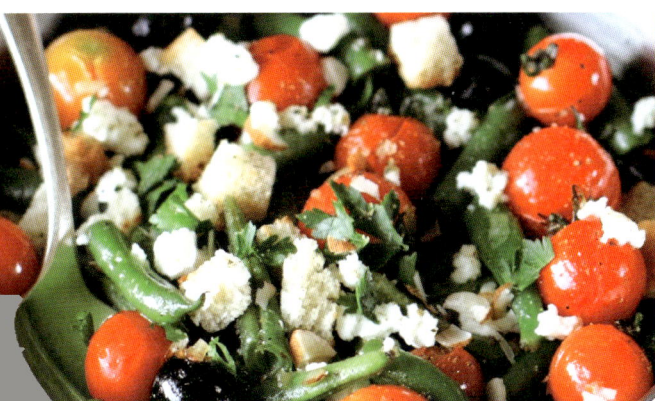

Abends:
Griechische
Bohnenpfanne

Das Fett im Hackfleisch reduzieren

In vielen leckeren Rezepten wird Hackfleisch verwendet. Da fragt ihr euch vielleicht, wie das im Vergleich zu abnehmtauglichem mageren Fleisch und fettstrotzenden Würsten einzuordnen ist. Ihr ahnt es, das hängt ganz entscheidend vom Fettgehalt ab. Entsprechend kann Gehacktes abnehmtauglich sein oder ein Dickmacher.

Für Hackfleisch werden in der Regel Fleischstücke verwendet, die zu klein, zu unförmig oder zu fettdurchzogen sind, um verkauft werden zu können. Schweinehack enthält 20 bis 35 Prozent Fett und ist um einiges kalorienreicher als Rinderhack mit einem Fettanteil von 10 bis 20 Prozent. Am beliebtesten ist bei uns gemischtes Hackfleisch. Es hat eine »gelbe« Energiedichte von ca. 2,2 kcal/g.

Wer will, kann sich vom Metzger mageres Kalbfleisch durch den Fleischwolf drehen lassen. Das hat dann sogar eine grüne Energiedichte. Allerdings schmeckt es durch den deutlich niedrigeren Fettgehalt auch weniger intensiv und lässt sich eventuell nicht gleich gut verarbeiten. Weitere fettarme Alternativen sind Hackfleisch aus der Puten- oder Hähnchenkeule. Die kalorienarmen Varianten haben allerdings einen Nachteil: Sie sind teurer als normales gemischtes Hackfleisch.

Ein guter Kompromiss aus Kaloriengehalt, Geschmack und Preis ist Hackfleisch aus einem Viertel Schweinefleisch und drei Vierteln magerem Rindfleisch. Den reduzierten Fettgehalt könnt ihr durch pfiffiges Würzen wieder ausgleichen. (Tipp: Einen Schuss Worcestersauce dazugeben.) Habt ihr Lust, das einmal zu üben? Dazu eignen sich **selbst gemachte Hamburger** sehr gut. Da schmeckt ihr das Ergebnis direkt heraus. Am besten schmecken sie vom gusseisernen Grill, ihr könnt sie natürlich aber auch in der beschichteten Bratpfanne zubereiten. ■

→ *www. vibono.de/ rezepte/ selbst- gegrillte- hamburger*

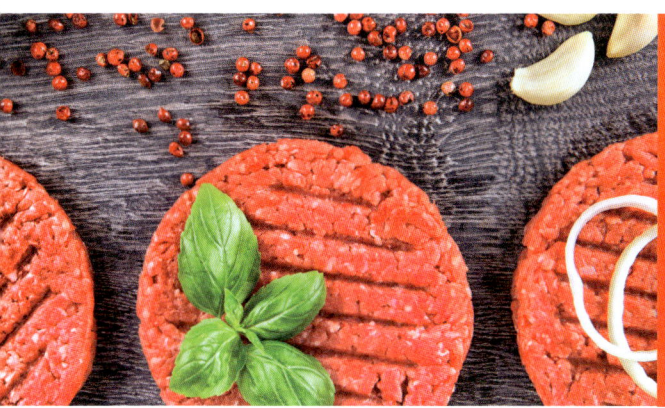

Mit ein paar Tricks wird Hackfleisch zum Schlankmacher.

Wie schnell kann man abnehmen?

Sinkt euer Gewicht zu langsam? Fällt es euch schwer, geduldig zu sein? Dann macht euch nochmal Folgendes klar: Um zwei Kilo Körperfett in einem Monat abzubauen, müsst ihr im Schnitt täglich 500 kcal einsparen. Für drei Kilo müssen es jeden Tag 700 kcal sein.

Mehr ist nicht sinnvoll (es sei denn, man startet mit über 100 Kilo). Denn bei einem durchschnittlichen Tagesbedarf von 2.000 kcal sind 700 kcal mehr als ein Drittel. Für euren Körper ist das bereits eine krasse Einschränkung. Wenn ihr ihn mit noch weniger Kalorien am Laufen halten wolltet, würde er in ein Notprogramm schalten und den Energieverbrauch drosseln. Dazu würde er den Stoffwechsel herunterfahren, euer Immunsystem bremsen und einen der größten Verbraucher abbauen: eure Muskeln. Den Abbau von Fettreserven schiebt er aber so weit wie möglich hinaus.

Das Ergebnis: Um in dieser Situation 500 oder 700 kcal einzusparen, müsstet ihr dann noch weniger essen, was die »Notsituation« für euren Körper noch schlimmer machen würde.

Wenn euch plötzlich der Lohn gestrichen würde, würdet ihr wahrscheinlich genauso handeln: Erst einmal weniger ausgeben und das Sparschwein so spät wie möglich plündern.

Wichtig ist daher, dass ihr eurem Körper immer das Gefühl vermittelt, dass es keine Notsituation gibt. Euch dreimal am Tag satt zu essen, ist dafür sehr wichtig.

Solltet ihr von anderen hören, die fünf oder mehr Kilo in einem Monat abgenommen haben, dann erkundigt euch nach deren Startgewicht und Körpergröße. Denn ein größerer, schwererer Mensch verbraucht natürlich mehr Kalorien. Bei jemandem, der 3.000 kcal verbraucht, sind 500 kcal nur 17 Prozent. Ein Drittel sind 1.000 kcal. Mit dem Verlust von Körpergewicht geht (v.a. bei eiweißreicher Ernährung) meist auch ein ordentlicher Wasserverlust einher. Da sind kurzfristig solche Verlustmeldungen schon möglich. Nur auf Dauer nicht, denn mit den verlorenen Pfunden sinkt auch die benötigte Energie. ■

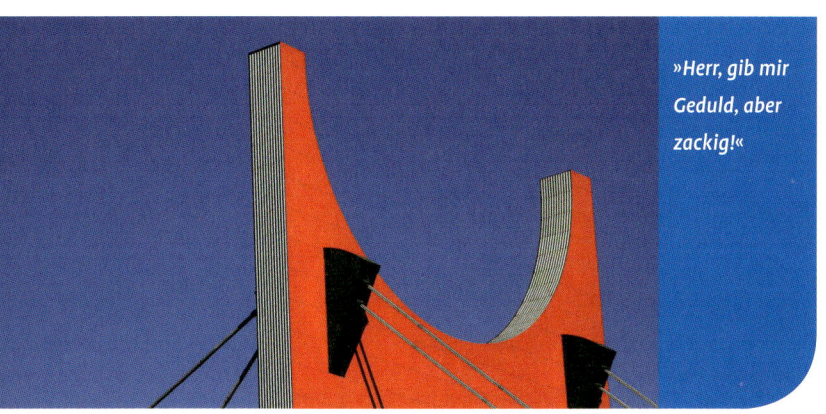

»Herr, gib mir Geduld, aber zackig!«

Der Apfelsaft-Irrtum

Apfelsaft gilt als gesund. Und viele denken, dass er deswegen auch zum Abnehmen geeignet ist. Leider ist er aber ein Dickmacher, und ein tendenziell ungesunder noch dazu. Vor allem für Kinder stellt er eine Gefahr dar.

Ein Glas Apfelsaft (250 ml) liefert 110–120 kcal. Das ist sogar mehr als ein Glas Cola enthält, das nur 105 kcal hat. Da die Kalorien von Getränken nicht satt machen, sind sie aus Abnehmsicht purer Luxus. Wenn man den Apfelsaft zwischen den Mahlzeiten trinkt, sorgt er sogar noch dafür, dass der Blutzuckerspiegel erhöht bleibt und in der Zeit kein Fett verbrannt werden kann. Aber auch zu den Mahlzeiten getrunken, kommen die Kalorien einfach obendrauf. Die beste Alternative – Wasser – hat null Kalorien.

Wer den Apfelsaft als Schorle trinkt, reduziert bei gleicher Menge Wasser die Kalorienzahl selbstverständlich um die Hälfte. Das ist schon mal sehr wertvoll. Die Insulinschaukel schubst die A-Saft-Schorle zwischen den Mahlzeiten aber nach wie vor an.

Aber gesund ist Apfelsaft doch, oder? Wenn man das bisschen Vitamin C betrachtet, kann man zumindest etwas Positives finden. Fragt aber doch mal den Zahnarzt eurer Kinder, was er von Apfelsaft hält! Er wird euch sagen, dass der goldene Saft einer der Hauptverursacher von Karies ist. Wahrscheinlich würde er euch raten, euren Kindern allenfalls zu den Hauptmahlzeiten den Saft ausgepresster Äpfel zu geben. Und hinterher die Zähne putzen zu lassen.

Und vielleicht würde er euch auch darauf aufmerksam machen, dass die 120 kcal eines Glases Apfelsaft bei einer erwachsenen Frau etwa sechs Prozent des täglichen Energieverbrauchs ausmachen. Bei einem Kind, je nach Alter, sogar zehn oder noch mehr Prozent. Wenn eure Kinder zu dick werden, solltet ihr so früh wie möglich strengere Regeln bei allen süßen Getränken einführen. Denn je länger sich Trinkgewohnheiten eingeschliffen haben, desto schwieriger wird es, sie zu ändern. ■

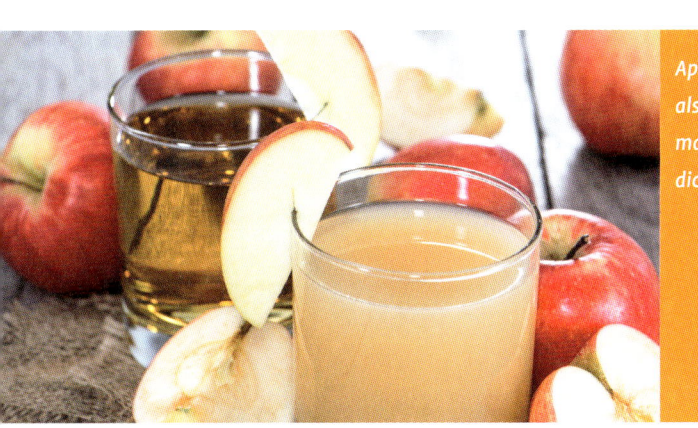

Apfelsaft gilt als gesund, macht aber dick.

Abnehmen mit dem Eiweiß-Effekt

Mit eiweißreicher Ernährung kann man besonders gut und schnell abnehmen. Wieso das so ist, lässt sich leicht erklären.

Stellt euch vor, ihr fahrt bei Nacht Fahrrad. Da schaltet ihr das Licht ein. Das braucht Strom. Wo kommt der her? Dafür gibt's zwei Optionen: entweder aus einer Batterie oder ihr produziert ihn selber – mit einem Dynamo. Wenn ihr eine batteriebetriebene Lampe habt, fahrt ihr deutlich relaxter durch die Dunkelheit. Den Dynamo findet ihr wahrscheinlich weniger toll. Denn sobald das Rädchen auf dem Reifen aufsetzt, müsst ihr kräftiger strampeln. So ähnlich ist das mit dem Eiweiß.

Fett und Kohlenhydrate sind ganz tolle Energie für den Körper. Die verwertet er mit ganz wenigen Verlusten. Quasi wie bei der Fahrradlampe landet fast alle Energie, die im Fett und den Kohlenhydraten eurer Nahrung enthalten ist, in eurem Blut und kann im Gehirn und in den Muskeln verbraucht werden. Oder natürlich, falls etwas übrig ist, in den Fettzellen gespeichert werden.

Beim Eiweiß dagegen ist das wie bei der Lichtmaschine Dynamo. Von der Energie, die ihr ins Strampeln steckt, kommt bei Weitem nicht alles als Licht in der Glühbirne an. Ein erheblicher Teil verpufft einfach, weil das Rädchen die Energie sehr ineffizient überträgt. Reibungsverluste nennt man das. Ganz ähnliche Verluste gibt es, wenn euer Körper die Energie, die in Eiweiß steckt, verwerten soll. Nur etwa 75 bis 80 Prozent dieser Energie kommen tatsächlich im Blut und damit bei den Zellen an. Die restlichen 20 bis 25 Prozent gehen bei der Energieumwandlung flöten – hauptsächlich als Wärme, die ihr über die Haut und den Atem abgebt.

Überraschend ist das nicht. Fett besteht schließlich aus Fettsäuren, Kohlenhydrate aus einfachen Zuckermolekülen. Beides sind Energieträger, die der Körper in den Zellen »verheizen« kann. Eiweiß besteht dagegen aus Aminosäuren. Die sind eigentlich Baustoffe für den Körper. Um sie energetisch gebrauchen zu können, muss er sie erst umwandeln. Fürs Abnehmen ist das super! Denn konkret heißt das: Von 100 kcal aus purem Eiweiß bleiben nur etwa 75 bis 80 kcal zum Verbrauchen oder Speichern übrig! ■

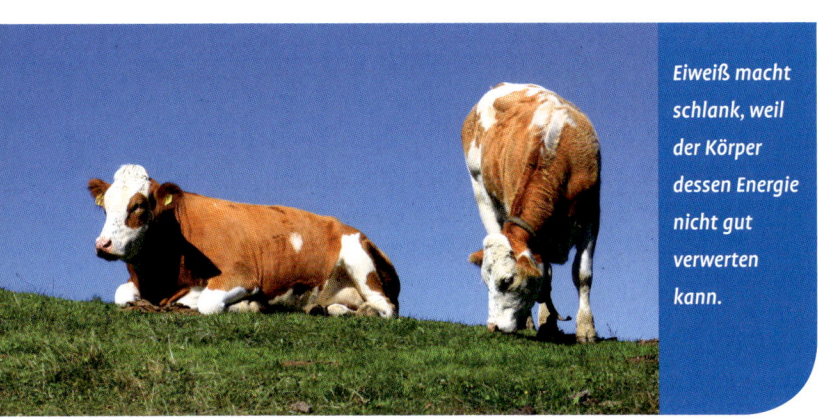

Eiweiß macht schlank, weil der Körper dessen Energie nicht gut verwerten kann.

Mit Ballaststoffen leichter abnehmen

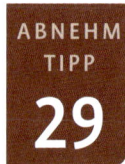

Viele von euch wünschen sich etwas Essbares, das die Pfunde ruckzuck purzeln lässt. Nehmt Ballaststoffe! Besser gesagt: Lebensmittel, die viele Ballaststoffe enthalten. Denn sie sind perfekt, um den wichtigsten Abnehm-Grundsatz zu befolgen: Sich mit wenig Kalorien satt essen.

Ballaststoffe tragen zu dieser goldenen Regel doppelt bei. Erstens machen sie satt und zweitens haben sie fast keine Kalorien. Ballaststoffe sind für den Menschen nämlich überwiegend unverdaulich. Wir kommen also an die enthaltenen Kalorien nicht oder nur minimal heran. Außerdem können sie im Magen und im Darm größere Mengen Flüssigkeit aufsaugen. Dadurch quellen sie auf und machen erheblich länger satt, sodass es leichtfällt bis zur nächsten Mahlzeit durchzuhalten.

Besser Vollkornbrot
→ s. Tipp 16

Enthält ein Lebensmittel Ballaststoffe, sind dessen Kohlenhydrate oft komplexer als in Produkten ohne Ballaststoffe. Wenn ihr Vollkornbrot mit Weißbrot vergleicht, seht ihr das. Das führt zu einem langsameren Anstieg des Blutzuckerspiegels, macht nochmal länger satt und reduziert die Gefahr einer Heißhungerattacke quasi komplett. Allerdings gibt es auch andere Beispiele: Bei Obst kommen Ballaststoffe zusammen mit einfachem Fruchtzucker vor.

Auch bei der Energiedichte machen sich die Ballaststoffe bemerkbar. Da sie zwar Gewicht, aber keine Kalorien beisteuern, ist die Energiedichte von ballaststoffreichen Lebensmitteln i. d. R. niedriger als von ballaststoffarmen. Vollkornbrot etwa hat ca. 2,1 kcal/g, während Weißbrot 2,5 kcal/g oder mehr hat.

Gute Ballaststoffquellen sind generell Vollkornprodukte, Hülsenfrüchte und Gemüse. Wenn ihr gelegentlich zu wenig Zeit zum Kochen habt, könnt ihr eure Mahlzeiten auch mit wahren Ballaststoffwundern ergänzen. Mixt in euren Frühstücksquark oder euren Eiweiß-Shake einfach Weizenkleie, Haferkleie oder Flohsamenschalen. Kleie hat für die meisten einen als unangenehm empfundenen Nachteil: Im Mund fühlt sie sich kantig und kratzig an. Die Konsistenz von Flohsamenschalen dagegen erinnert an Grießbrei. Sie können zudem am meisten Flüssigkeit aufnehmen. Bitte vergesst deshalb nicht, extra viel zu trinken!

Wie geriebener Apfel wirken Flohsamenschalen übrigens darmregulierend. Das heißt, sie helfen sowohl bei Durchfall als auch bei Verstopfung. Im einen Fall, weil sie den Darminhalt eindicken, im anderen, weil sie die Darmwand und damit die Vorwärtsbewegung anregen.

Bitte habt aber auch mit eurer Verdauung Geduld. Bis sich euer Darm dauerhaft an eine ballaststoffreichere Nahrung gewöhnt hat, kann es einige Wochen dauern. Wenn das dann der Fall ist, werdet ihr euch auch in diesem Punkt sehr viel wohler fühlen. Ein weiterer Pluspunkt für Ballaststoffe! ■

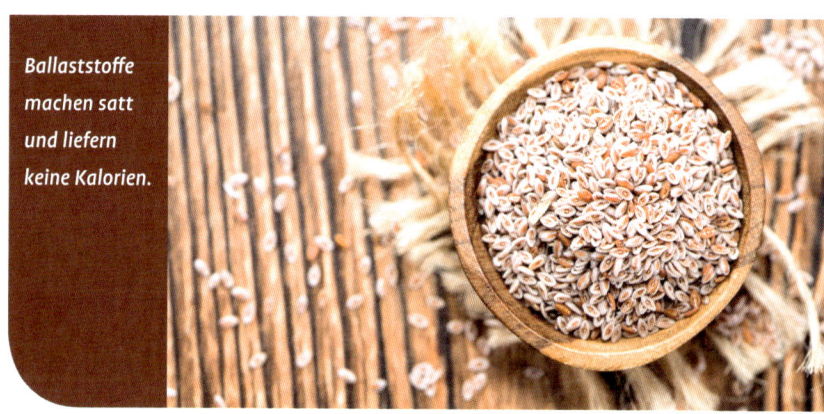

Ballaststoffe machen satt und liefern keine Kalorien.

Wie man mit Milch abnehmen kann

Man kann tatsächlich mit Milch abnehmen, man sollte sie lediglich nicht pur trinken. Wenn sie jedoch durch andere Zutaten in einem Gericht gebunden wird, könnt ihr sie sehr wohl verwenden.

Wie alle zuckerhaltigen Getränke liefert auch Milch Kalorien, die um Mitternacht auf der konsumierten Seite der Energiebilanz stehen. Aus Abnehmsicht sind alle diese Getränke purer Luxus. Ausnahme: Wenn sie so in Gerichten verarbeitet werden, dass sie satt genug machen, um eine der drei Hauptmahlzeiten zu ersetzen. Das können zum Beispiel eine Portion Milchreis oder Quarknockerl sein, oder ein Bircher Müsli oder ein Eiweiß-Shake.

Je mehr die Milch von anderen Zutaten aufgesaugt wird (von Reiskörnern, Haferflocken oder Flohsamenschalen zum Beispiel), desto mehr trägt sie zur Sättigung bei. Eine Portion Milchreis macht pappsatt. Das Müsli sättigt mehr, wenn die Getreideflocken, der Weetabix-Riegel oder die geschroteten Körner die Milch schon im Teller gut eingebunden haben. In allen Fällen verspürt man bis zur nächsten Mahlzeit keinen Hunger, wenn man sich nur ordentlich satt gegessen hat.

Natürlich könnte man den Kaloriengehalt und damit die Energiedichte senken, indem man die Milch durch Wasser ersetzt. Aber darunter leidet

ABNEHM
TIPP
30

→ s. Tipp 20
Kohlenhy-
drate zum
Frühstück?

zum einen der Geschmack ganz gewaltig und zum anderen fehlen dann die sättigenden Komponenten der Milch: das Eiweiß und das Fett. Stellt euch nur mal einen Reisbrei oder ein Müsli mit Wasser vor! Ein guter Kompromiss aus Kaloriengehalt und Geschmack ist allerdings fettarme Milch.

Milch in Mahlzeiten ist also eine tolle Sache, wenn man sie richtig einsetzt. Wenn ihr trotzdem die Energiedichte weiter senken wollt, dann tut das durch die Zutaten. Nehmt beispielsweise mehr Obst, weil es eine niedrige Energiedichte hat, passt aber mit Nüssen etc. auf, weil sie die Energiedichte des Gerichts in die Höhe treiben. ■

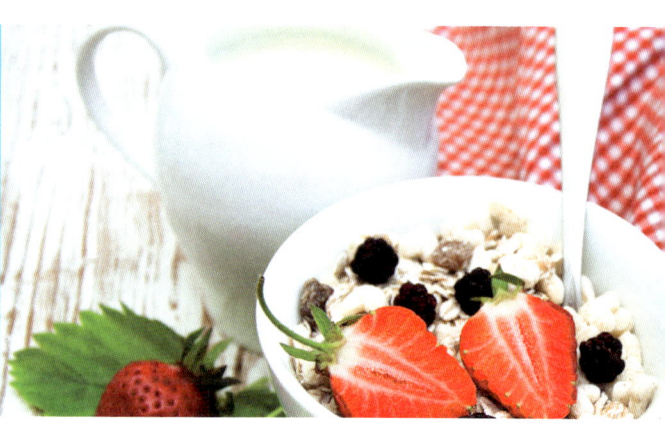

Milch nimmt eine Sonderrolle unter den Getränken ein.

Wieso Bier Abnehmen schwierig macht

ABNEHM TIPP

31

Zugegeben, ein Liter Bier hat weniger Kalorien als ein Liter Vollmilch. Trotzdem kann man mit Milch abnehmen, mit Bier aber kaum. Wie man mit Milch abnehmen kann, habt ihr gelesen: Man muss dafür sorgen, dass sie von anderen Zutaten aufgesaugt wird. Ich habe mir den Kopf zerbrochen, bin jedoch zum Schluss gekommen, dass genau das beim Bier nicht möglich ist.

Müsli mit Bier? Räusper. Quarkbiernockerl? Hüstel. Bierreis statt Milchreis? Würg! Der Ansatz, Milch durch Bier zu ersetzen, war im Keim erstickt. Also habe ich in meinen Hirnwindungen nach anderen Rezepten gekruschtelt. Brezenknödel aus Bier? Grundsätzlich vorstellbar, aber auch die werden mit Milch gemacht. Schweinebraten in Biersoße? So mit richtig schmackhafter Fettkruste? Da liefert Bier auch nur zusätzliches Aroma. Und dazu trinkt der Gerstensaftliebhaber sicher mindestens ein Bier und wir sind wieder beim Kern des Problems.

Bier ist eben auch, wie alle kalorienreichen Getränke, aus Abnehmsicht Luxus. Milch macht es möglich, andere Zutaten so zu ergänzen, dass man hinterher satt ist. Bier ist und bleibt einfach ein Getränk. Eines, das gern in größeren Mengen getrunken wird, und das deswegen auch krügeweise Kalorien liefert. Eine Halbe bringt es auf ca. 225 kcal, eine

Wie man mit Milch abnehmen kann
→ *s. Tipp 30*

Maß auf 450 kcal. Und weil Bier nicht satt macht, sondern wegen seiner Bitterstoffe eher sogar den Appetit anregt, kommen die flüssigen Kalorien zu den gegessenen einfach dazu.

Da nützt es auch nichts, wenn Brauerei-Lobbyisten krampfhaft beteuern, dass Milch mehr Kalorien hat als Bier. Ich habe jedenfalls hier in Bayern noch nie beoachtet, wie sich ein gestandenes Mannsbild in Lederhosen an einem Krug voll weißen Kuhsafts festhält. Es heißt zurecht »Bierbauch« und nicht »Milchwanst«.

Und wie ist es mit alkoholfreiem Bier? Immerhin kann man das ja inzwischen trinken. Vor zwanzig Jahren wären die meisten Sorten noch als ungenießbar aus der Wertung gefallen. Es hat nur 125 bis 150 kcal pro halbem Liter, und ist damit vergleichbar mit einer Apfelsaftschorle. Immerhin ist es deutlich besser als ein Radler. Da Bier und Limo ungefähr gleich viele Kalorien haben, unterscheidet sich da nur der Alkoholgehalt.

Der Apfelsaft-Irrtum
➔ *s. Tipp 27*

Und wie ist es mit alkoholfreiem Bier nach dem Sport? Dass es ein gut geeignetes isotonisches Sportlergetränk ist, ist keine Erfindung findiger Marketingexperten, sondern tatsächlich so. Dank vieler enthaltener Mineralstoffe können Verluste während des Trainings wieder ausgeglichen werden. Und sogar Vitamine enthält es. Alkoholfreies Bier darf aber auch Alkohol enthalten, allerdings maximal 0,5 Prozent. Auf nüchternen Magen kann man den durchaus spüren.

Der reduzierte Alkoholgehalt bietet immerhin einen gewissen Trost: Die Fettverbrennung wird durch den Alkohol nicht oder nur kurz unterbrochen. Die umgerechnet fünf Stück Würfelzucker, die in einem halben Liter Bier stecken, heben den Blutzuckerspiegel jedoch zusätzlich an.

Aus diesem Grund ist es gut, Bier zum Essen zu trinken, wenn ohnehin mehr Zucker im Blutkreislauf ist.

Letztlich hilft alles nicht viel: Bier ist und bleibt ein Dickmacher – ganz besonders, wenn es abends getrunken wird. Prosit! ■

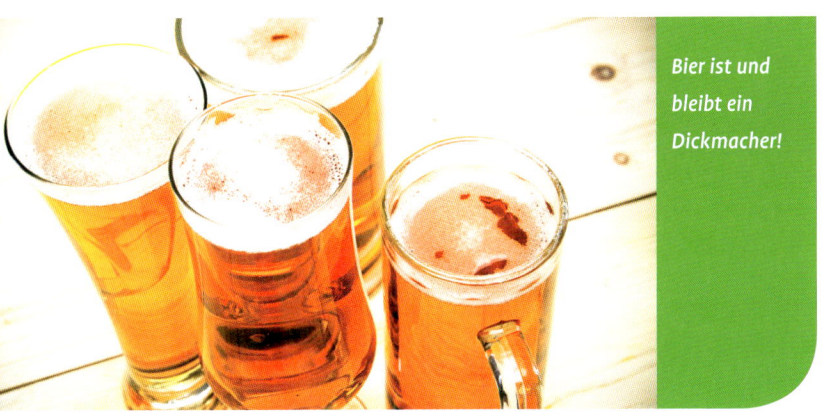

Bier ist und bleibt ein Dickmacher!

Tatsächlich essen, bis man satt ist?

Immer wieder erhalte ich verwunderte Rückfragen, ob man sich mit Gerichten oder Lebensmitteln mit grüner Energiedichte tatsächlich satt essen darf und dann trotzdem abnimmt. Die einfache Antwort lautet: Ja!

Verwirrung entsteht leider manchmal aufgrund von Rechen- oder Denkfehlern. Zum Thema Milchreis habe ich beispielsweise folgende Frage per E-Mail bekommen: „Ich habe mal die Energiedichte ausgerechnet und die liegt mit 1,5 gerade noch im grünen Bereich. Ein Becher Milchreis (200 g) hat aber 305 Kalorien. Bei Vibono heißt es, alles, was grün ist, kann man unbegrenzt essen. Wenn ich aber 10 Becher Milchreis esse, weil er mir so gut schmeckt, dann habe ich 3500 Kalorien zu mir genommen. Damit nimmt man aber nicht ab.« Wer findet die Fehler?

Der erste Fehler ist ein Rechenfehler. 10 Becher à 305 kcal haben in der Summe 3.050 kcal und nicht 3.500 kcal. Das ist schon mal ein gewaltiger Unterschied.

Der zweite Fehler ist ein Denkfehler. Zehn Becher Milchreis mit jeweils 200 Gramm ergeben in der Summe zwei Kilo Milchreis. Das will sicher niemand ernsthaft in einer Mahlzeit futtern. Die typische Menge einer Mahlzeit sind 300 bis 500 Gramm. Das entspricht etwa zwei solcher Becher Milchreis. Die hätten dann 610 kcal, und das wäre für eine Hauptmahlzeit o.k.

Ein dritter Fehler ist der Mailsenderin schon beim Griff ins Kühlregal unterlaufen. 305 kcal für einen 200-Gramm-Becher Milchreis sind sehr viel. Die meisten haben 100–110 kcal. Die Energiedichte beträgt bei diesen dann tatsächlich grüne 1,0–1,1 kcal/g. Ein Blick auf die Nährwerttabelle wäre da hilfreich gewesen.

Ganz abgesehen davon rate ich euch natürlich, keinen fertigen Milchreis zu essen, sondern ihn selbst zuzubereiten. Geht ihr dabei sparsam mit Zucker um und serviert dazu frisches Kompott oder Früchtemus, bekommt ihr die Energiedichte noch deutlich niedriger hin. Unser **Milchreis mit Rhabarber, Vanille-Eischnee und Zimt** hat beispielsweise höchst abnehmtaugliche 0,6 kcal/g! ■

→ *s. www. vibono.de/ rezepte/ milchreis- mit- rhabarber*

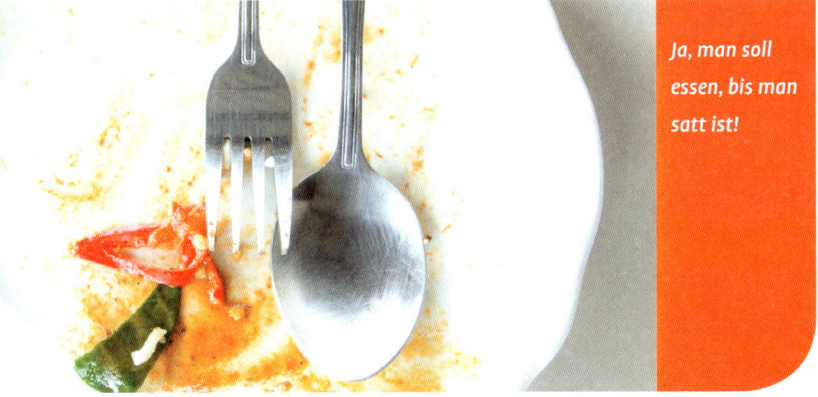

Ja, man soll essen, bis man satt ist!

Was Vibono von Diäten unterscheidet

ABNEHM
TIPP

33

→ s. www.
schatz-
meine-hose-
rutscht.de

Diäten ergeben aus drei Gründen keinen Sinn. Erstens: Strenge Regeln und Vorschriften schränken den Genuss unnötig stark ein. Zweitens: Ohne große Willenskraft hält man sie nicht lange durch. Drittens: Sie sind i. d. R. zeitlich begrenzt und danach verfällt man in alte, schlechte Essgewohnheiten.

Vibono ist das komplette Gegenteil. Diese 5-Sterne-Rezension zu »Schatz, meine Hose rutscht!« bei Amazon bringt es auf den Punkt: »Keine Diät! Neben dem Buch bin ich auch in Facebook bei Vibono aktiv und das Konzept ist klasse! Kann ich nur empfehlen. Er möchte niemandem was vorschreiben, sondern Wissen vermitteln, das dazu führen soll, dass wir über unsere Ernährung nachdenken.«

Eine andere Rezensentin ergänzt: »Wenn man erstmal verstanden hat, was in unserem Körper wie funktioniert, ist die Umstellung beinahe ein Selbstläufer.« Statt bestimmte Lebensmittel oder Nährstoffe (Kohlenhydrate oder Fett) zu verbieten, erkläre ich, worauf man bei ihrem Konsum achten muss. Das ist etwas anspruchsvoller, aber der einzig sinnvolle Weg, der zum Ziel führt, das Wunschgewicht zu erreichen und zu halten.

Damit dieser Weg möglichst viel Spaß macht, lege ich in meinem kostenlosen Abnehm-Coaching größten Wert auf Motivation. Ich setze alles daran, dass ihr gute Laune, Genuss, Lebensfreude und Gelassenheit beim Abnehmen empfindet. Denn den Lebensstil, den ich euch schmackhaft machen will, sollt ihr ja euer Leben lang pflegen.

Christine Braune, die 16 Kilo abgenommen hat, beschreibt dieses Lebensgefühl so: »Nie mehr ohne Vibono! Vibono ist einfach ›drin‹ – verinnerlicht und meine Erfüllung. Ich lebe wieder! Danke!« ◼

→ www.vibo-no.de/erfolge/nie-mehr-ohne-vibono

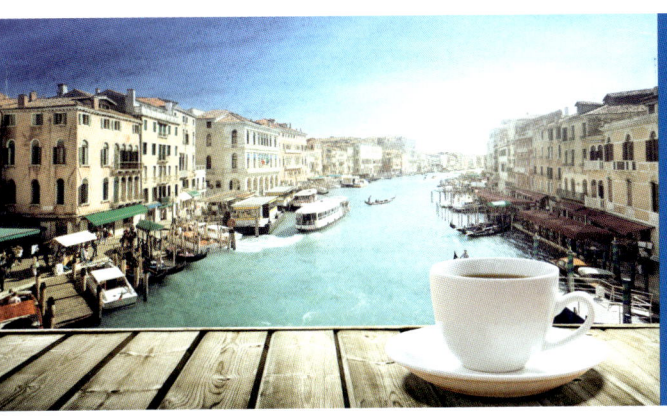

Genuss und gute Laune statt Verzicht und strenge Regeln.

Sünden beim Essen ausgleichen

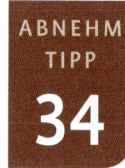

ABNEHM
TIPP

34

Sich immer nur perfekt ernähren? Das macht einfach keinen Spaß. Ab und zu eine Sünde muss schon drin sein.

Würstel-Liebhaber beispielsweise sind wahrscheinlich schon betrübt genug, dass Wurstwaren überwiegend Dickmacher sind. Das Tolle am Prinzip der Energiedichte ist aber, dass man sich solche Sünden durchaus erlauben darf. Man muss es nur clever anstellen. Diese Mahlzeit aus Bratwurst, Kartoffelbrei und Sauerkraut (s. Foto) hat eine »grüne« Energiedichte von 1,1 kcal/g. Und das, obwohl die Bratwurst eine »tiefrote« Energiedichte von 3,5 kcal/g aufweist. Wie geht das?

Fettreiche Wurstwaren
→ *s. Tipp 23*

Ganz einfach! Der Kartoffelbrei hat nur 0,8 kcal/g und das Sauerkraut minimale 0,3 kcal/g. Auf dem Bild seht ihr 150 Gramm Kartoffelbrei und 80 Gramm Sauerkraut. Das Würstchen wiegt 50 Gramm. Die »grünen« Zutaten sind also mit zusammen 230 Gramm deutlich in der Überzahl. Sie »verdünnen« die hohe Energiedichte der Bratwurst daher gewissermaßen.

Die Energiedichte einer Mahlzeit berechnet sich ja immer als die Summe der Kalorien geteilt durch das Gesamtgewicht. Das müsst ihr bekanntlich nicht ausrechnen, aber ihr sollt ein Gefühl dafür bekommen. Der folgende Merksatz fasst das ohne Rechnung zusammen:

Sünden sind erlaubt, wenn man sie mit einer großen Menge Schlankmachern kombiniert.

Noch etwas, das immer wieder falsch verstanden wird, lässt sich an dem Gericht gut erklären. Wem eine Portion (wie auf dem Foto gezeigt) nicht genügt, isst sich einfach mit zwei Portionen satt. Die Energiedichte bleibt dabei natürlich gleich! Denn bei doppelter Portion erhöhen sich sowohl die Kalorienzahl als auch das Gesamtgewicht. Teilt man die Kalorien dann wieder durch das Gewicht, kommt genau die gleiche Energiedichte heraus.

Tatsächlich essen, bis man satt ist?
→ *s. Tipp 32*

»Aber das ist dann doch die doppelte Kalorienzahl!«, höre ich manche sagen. Na und? Kein Problem, solange die Energiedichte unter 1,5 kcal/g liegt! Hauptsache, ihr seid satt damit! Dann braucht ihr keine Zwischenmahlzeiten. ■

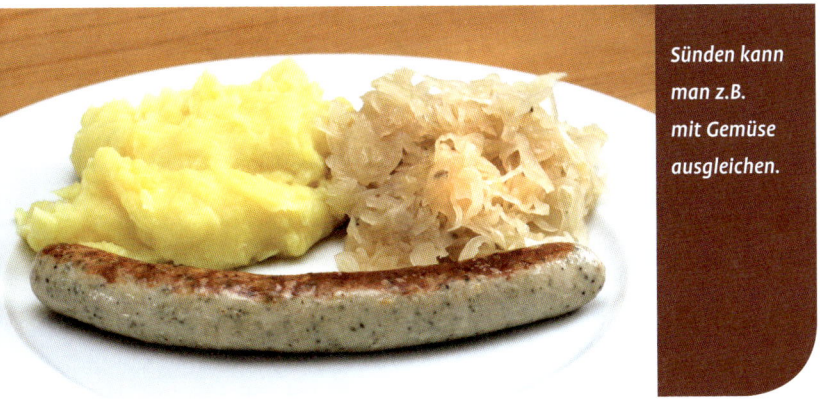

Sünden kann man z.B. mit Gemüse ausgleichen.

Deutsches Fast Food

Zweimal Würstchen mit Beilage – einmal wunderbar abnehmtauglich, einmal ein grandioser Dickmacher. Im vorigen Tipp habe ich am Beispiel einer Bratwurst mit Kartoffelbrei und Sauerkraut gezeigt, wie man Sünden beim Essen ausgleichen kann. Das Gegenteil passiert, wenn man die falschen Beilagen wählt, wie z. B. bei diesem typisch deutschen Fast Food: ein Paar Wiener mit Pommes frites.

Wiener Würstchen sind tendenziell zwar besser als die Bratwurst, aber frittierte Pommes sind mit 3,0 kcal/g »tiefrot«. Sie senken also nicht die Energiedichte des Gerichts wie der Kartoffelbrei (ED: 0,8 kcal/g), sondern sie steigern sie noch. Dieses schnelle Essen am Imbissstand wird so zur unschönen Kalorienschlacht.

Das Beispiel zeigt, dass sehr ähnliche Gerichte eine ganz unterschiedliche Wirkung haben können. Wenn es euch mit dem Abnehmen ernst ist, achtet also bitte auf diese feinen Details.

Deutsches Fast Food ist generell tendenziell ein Dickmacher. Egal ob belegte Brötchen, Leberkäsesemmeln oder Butterbrezen, typisch ist, dass Zutaten, die die Energiedichte senken können, nicht oder nur in homöopathischen Mengen enthalten sind. Ein Salatblatt, eine halbierte saure Gurke oder eine Tomatenscheibe bewirken so gut wie gar nichts.

Deutlich besser ist da beispielsweise ein Döner. Der enthält relativ viel meist mageres Fleisch und eine ordentliche Portion rohes Gemüse. Wenn ihr dann noch statt des Fladenbrotes eine Wrap-Variante (Dürüm, Yufka) wählt, seid ihr schon nahe dran am »grünen« Bereich. ■

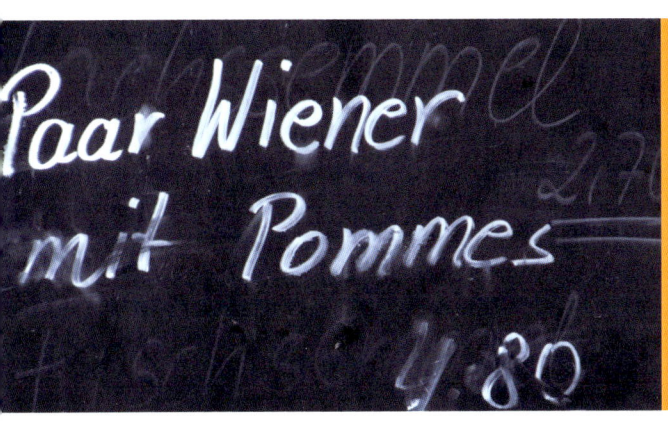

Der schnelle Imbiss macht häufig dick.

Mit Salat schneller satt werden

ABNEHM
TIPP
36

Es ist ein ganz einfacher Abnehm-Trick, aber viele wenden ihn nicht an. Aus Unwissenheit? Aus Faulheit? Mangels passender Rezepte?

Der Trick: Esst vor einer Hauptmahlzeit eine ordentliche Salatportion! Die füllt den Magen mit wenig Kalorien. Das hat zwei Vorteile:

Erstens reduziert sich die Energiedichte der gesamten Mahlzeit, weil so ein typischer Salat inklusive Dressing kaum mehr als 0,5 kcal/g erreicht. Dadurch kann man sogar echte Sünden beim Essen ausgleichen.

Zweitens setzt das Sättigungsgefühl früher ein. Bekanntlich fühlt man sich satt, wenn der Magen ausreichend gefüllt ist. Das »Ich bin satt«-Signal wird aber nicht auf Knopfdruck ans Gehirn übermittelt, sondern setzt mit einer Verzögerung von 15 bis 20 Minuten ein. Deswegen essen viele zu lange und zu viel. Hinterher fühlen sie sich dann oft »überfressen«. Ein Salat vorneweg und eine kurze Pause vor dem Hauptgericht vermindern diesen Effekt stark.

Das kann sogar noch einen weiteren Vorteil mit sich bringen: Man braucht evtl. keinen Nachtisch oder Kuchen im Anschluss an die Mahlzeit. Denn gerade Desserts liefern oft zwar leckere, aber – im Sinn des Sattwerdens – unnötige Kalorien. Andererseits liegen die aber womöglich durch den Salat

wieder drin, weil man mit dessen Hilfe die Energiedichte gerade deutlich gesenkt hat.

Wer in einer Kantine zu Mittag isst und die Mög-
lichkeit hat, sich am Salatbuffet zu bedienen, sollte
das unbedingt tun. Beim Essen im Restaurant gilt
das Gleiche. Ein typischer Beilagensalat vorneweg
sollte Routine werden.

Etwas schwieriger ist es zu Hause, weil man da
den Salat selbst putzen bzw. das Gemüse schnip-
peln muss. Da kann man sich die tägliche Entschei-
dung für einen Salat sehr viel leichter machen, wenn
man eine Sammlung einfacher Salatrezepte und
Dressings hat. Stehen auf dieser Liste auch Rezepte
für Gurken-, Karotten- oder Rohkostsalate (z.B. mit
Brokkoli), muss man beim wöchentlichen Großein-
kauf nur noch die dazu benötigten und im Kühlschrank haltbaren Zutaten besorgen. ■

Pimp your salad!
→ s. Tipp 18

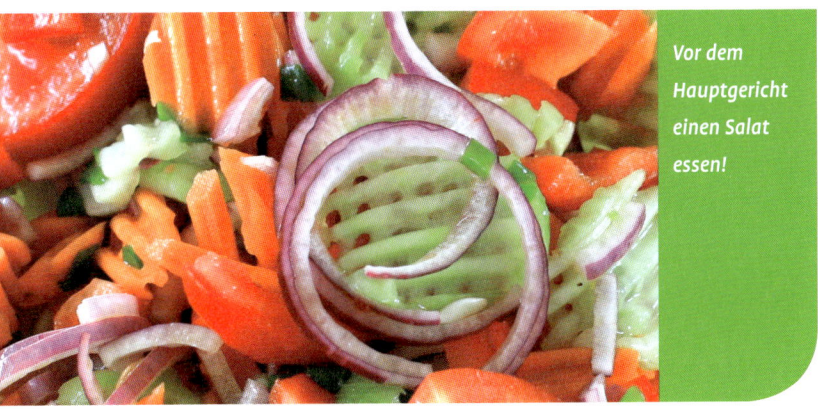

Vor dem Hauptgericht einen Salat essen!

Kartoffeln sind Dickmacher? So ein Quatsch!

Es gibt gewiss viele Dickmacher. Kartoffeln gehören jedoch definitiv nicht dazu. Weil sich der Mythos trotzdem hartnäckig hält, machen viele einen Bogen um die vielseitigen Knollen, anstatt sie genussvoll in verschiedenen Varianten zu verspeisen.

Der Irrtum fußt auf dem glykämischen Index. Leider ist der »Glyx« kein Glücksfall, sondern eine ziemlich komplizierte Angelegenheit. Ein hoher glykämischer Index signalisiert, dass das Lebensmittel deutlich mehr Kohlenhydrate als Fett und Eiweiß enthält. Er besagt aber gar nichts über die tatsächliche absolute Menge an Kohlenhydraten. Die ist bei Kartoffeln jedoch sehr gering: 100 Gramm enthalten gerade mal etwa 15 Gramm Kohlenhydrate. Der Rest ist überwiegend Wasser.

Zudem verliert der Glyx quasi jegliche Aussagekraft, wenn man das entsprechende Lebensmittel mit anderen zusammen verspeist. Vor allem wenn Fett im Spiel ist, weil dieses den für die Berechnung des Index' relevanten Anstieg des Blutzuckerspiegels stark verlangsamt.

Betrachtet ihr statt des Glyx' die Energiedichte, wird sofort klar, wieso Kartoffeln Schlankmacher sind: Die beträgt nämlich nur 0,7 kcal/g – und das ist herrlichstes Abnehm-Grün!

Aufpassen müsst ihr natürlich, wie ihr Kartoffeln zubereitet. Je mehr ihr sie in Fett badet, desto mehr Kalorien haften an ihnen. Bratkartoffeln statt Pellkartoffeln als Beilage haben 1,6 kcal/g statt 0,7 kcal/g. Bei Pommes aus der Friteuse sind es gar 3,0 kcal/g. Gart ihr sie stattdessen im Backofen mit etwas Olivenöl beträufelt, haben sie nur »grüne« 1,5 kcal/g. Am schlimmsten sind Kartoffelchips: Deren Energiedichte liegt bei 5,5 kcal/g. Aber wiederum machen hier nicht die Kartoffeln dick, sondern das Fett, in denen die dünnen Knollenscheiben ertränkt werden.

Wenn euch einmal wieder jemand den Appetit auf die vielfältigen Bodenbeeren vermiesen will, lasst der Person ihre Meinung und genießt eure genussvolle Weise abzunehmen! ■

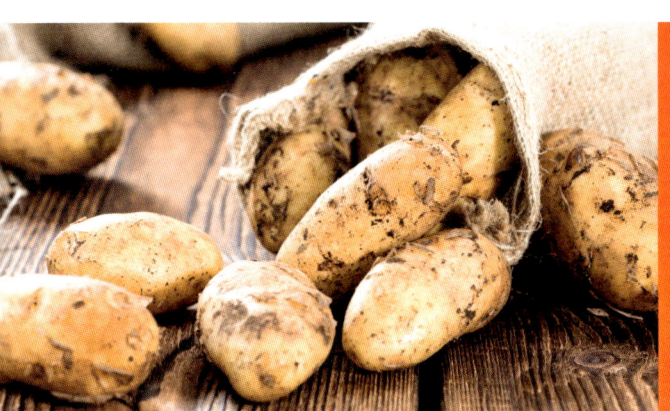

Kartoffeln machen schlank, weil sie eine »grüne« Energiedichte haben.

Die eigene Über-zeugung entscheidet beim Abnehmen

Ob ihr erfolgreich abnehmt oder nicht, ist eine Frage eurer eigenen Überzeugung! Und die hängt davon ab, ob eure Abnehmstrategie schlüssig ist oder eine Verzweiflungstat.

Welche Gedanken schwingen wohl mit, wenn jemand zu Abnehmpillen oder exotischen Mittelchen greift? Allenfalls die realitätsferne Hoffnung auf ein Wunder. Oder wie sehr muss man die Augen vor der Wirklichkeit verschließen, wenn man Crashdiäten für die Lösung der eigenen Gewichtsprobleme hält? Zweifel an den maßlos übertriebenen Erfolgsversprechen haben wohl die meisten. Dann ist es auch keine Überraschung, wenn der Traum vom dauerhaften Wunschgewicht nie Realität wird.

Wenn eure Traumfigur wahr werden soll, braucht ihr drei Dinge:

1. Ein klares Konzept, das auf anerkannten Fakten beruht. Je begeisterter andere Menschen damit abgenommen haben, desto größer wird euer Vertrauen sein, dass ihr es auch schafft.

2. Alltagstaugliche Hilfsmittel und Tipps, keine unerreichbaren Vorschriften oder Regeln. Die schönste Theorie taugt nichts, wenn man sie im geschäftigen Alltag nicht umsetzen kann.

VIBONO Abnehm-Coaching

3. Genuss und gute Laune. Sonst haltet ihr nicht lange durch. Entscheidend sind leckere Rezepte und fundiertes Wissen über Lebensmittel. Dann schmeckt auch abnehmtaugliches Essen, und man kann sogar gelegentliche Dickmacher genießen.

Wenn ihr dieses Buch (und am besten noch »Schatz, meine Hose rutscht!«) gelesen habt, braucht ihr euch nur noch auf der Vibono-Website umzusehen und euch beim kostenlosen Abnehm-Coaching anzumelden, und ihr habt alles, was ihr braucht, um erfolgreich abzunehmen.

➜ www. vibono.de/ abnehm- coaching

Ihr braucht weder Superman noch Catwoman zu sein: Fangt einfach an und macht ruhig Fehler. Aber bleibt dran. Gemäß dem Motto: Hinfallen, aufstehen, Krone zurechtrücken, weitergehen. Dann werdet ihr euer Ziel erreichen!

Henry Ford hat es treffend formuliert: »Egal ob du glaubst, dass du es kannst, oder glaubst, dass du es nicht kannst – du hast recht.« ■

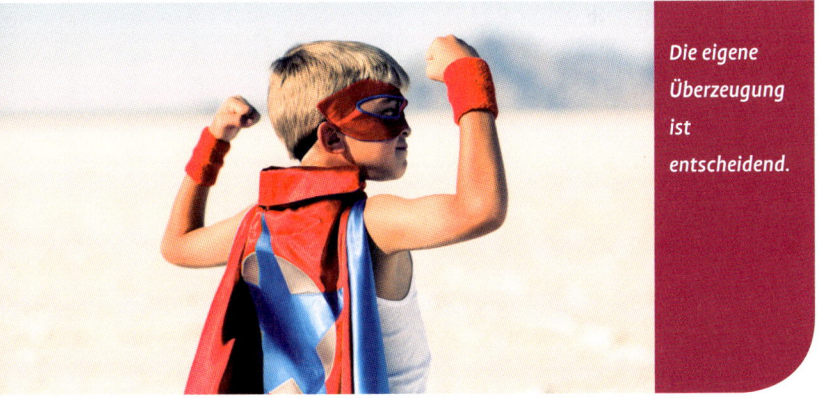

Die eigene Überzeugung ist entscheidend.

Wie viele Kalorien verbraucht man beim Spazierengehen?

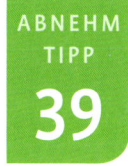

Bewegung verbraucht Energie. Also Kalorien. Je mehr, desto besser, wenn man abnehmen will. Klar. Aber welche Aktivität verbraucht eigentlich wie viel? Spazierengehen zum Beispiel.

Stellt euch vor, ihr wandert eine Stunde lang durch die Landschaft auf dem Foto. Wenn ihr dabei vier Kilometer zurücklegt, verbraucht ihr ca. 240 Kilokalorien, wenn ihr 80 Kilo wiegt. Müsst ihr 100 Kilo mit euch herumschleppen, hat das zumindest den Vorteil, dass ihr in der Stunde 300 kcal verbrennt. Schafft ihr mit 100 Kilo sogar sechs Kilometer, steigt euer Energieverbrauch auf 450 kcal. Mit 80 Kilo sind es in 60 Minuten immerhin 360 kcal.

Je leichter ihr im Laufe der Zeit werdet, desto geringer wird selbstverständlich euer Kalorienbedarf für die gleiche Distanz. Wenn ihr nur noch 60 Kilo wiegt, verbraucht ihr für 4 Kilometer pro Stunde nur noch 180 kcal. Und auf dem einstündigen Spaziergang über 6 Kilometer verbrennt ihr dann 270 kcal.

In jedem Fall versteht ihr nun, wieso ich immer empfehle, »zügig« zu gehen. Die anderthalbfache Strecke verbraucht eben 50 Prozent mehr Kalorien – unabhängig vom aktuellen Gewicht. Und klar ist jetzt wohl auch, warum ein Schaufensterbummel wenig bringt – die zurückgelegte Distanz ist einfach viel zu gering. ▪

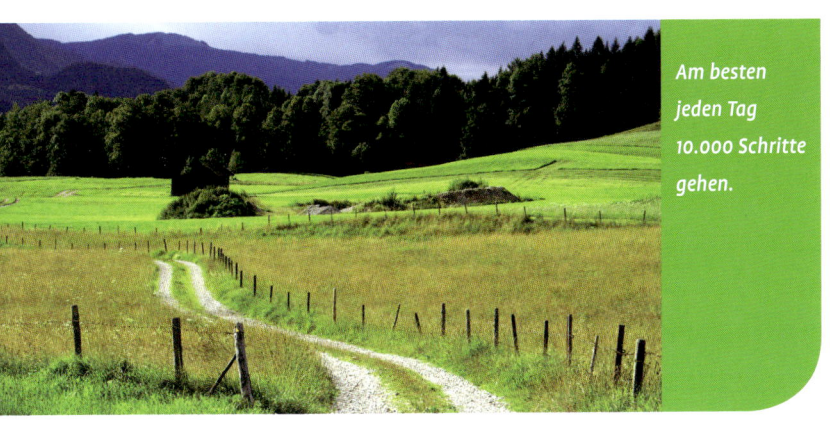

Am besten jeden Tag 10.000 Schritte gehen.

Wie groß ist der Abnehm-Effekt beim Joggen?

ABNEHM TIPP

40

Immer wieder kann man lesen, dass Sport gar nicht so viel bringt, wenn man abnehmen will. Ich wollte es wissen und habe ausgerechnet, wie viel mir meine regelmäßigen Joggingrunden eigentlich nützen. Ich wiege 80 Kilo und habe eine Lieblingsrunde, die etwas mehr als 10 Kilometer lang ist. Brauche ich dafür im Trainingstempo eine Stunde, verbrenne ich ziemlich genau 800 Kilokalorien.

Während ich so dahintrabe, mache ich mir das manchmal bewusst und überlege, welche Schweinereien ich dafür essen könnte, um immer noch eine ausgeglichene Energiebilanz zu haben. Das sind fast eineinhalb Tafeln Schokolade. Oder mehr als eine Flasche Rotwein. Oder 200 Gramm Parmesan. Oder eine halbe Flasche Rotwein und 100 Gramm Parmesan. In die Tat setze ich das selten um, denn nach dem Sport habe ich meist weder Lust auf Wein noch auf Käse.

Unter der erfrischenden Dusche rechne ich dann aus, wie ihr davon profitieren würdet, wenn ihr die Distanz dreimal die Woche laufen würdet.

Nach einem Monat hättet ihr fast 10.000 kcal verbrannt. Das entspricht knapp 1,5 Kilo Körperfett. Das ist keine sensationelle Zahl, aber aufs Jahr hochgerechnet sind das stolze 18 Kilo!

Die muss man allerdings noch etwas relativieren. Denn durch den Sport würdet ihr womöglich etwas mehr essen und trinken, allein um euch für die »Quälerei« zu belohnen. Außerdem würdet ihr einen kleinen Teil des Gewichtsverlustes durch die aufgebauten Muskeln kompensieren. Die allerdings verbrauchen auch Kalorien, wenn ihr schlaft oder faul auf dem Sofa Fußball oder Curling schaut.

Unterm Strich ist Joggen eine sehr effektive Art, die Pfunde noch schneller purzeln zu lassen. Entscheidender ist allerdings die Ernährung. Denn wenn die nicht stimmt, sind die Sporteffekte schnell egalisiert. Durch nichts zu ersetzen, ist aber das gute Körpergefühl! Das denke ich jedes Mal, wenn ich aus der Dusche komme. ■

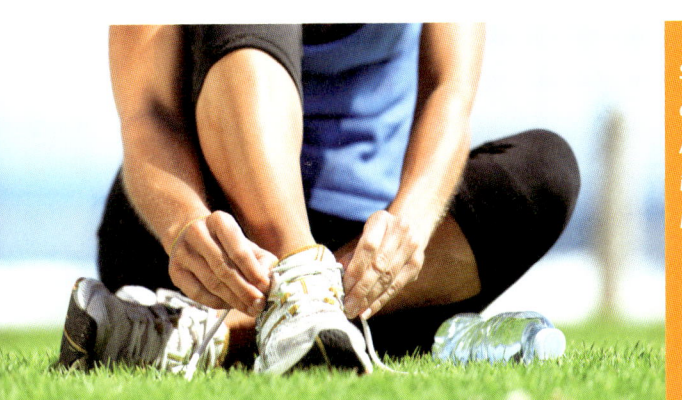

Sport erleichtert das Abnehmen, ist aber kein Muss.

Wie man trotz Schokokuchen abnehmen kann

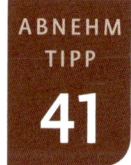

In der Schokoglasur spiegelt sich die Wintersonne. Der Teig strotzt vor Nüssen und Schokolade. Allein der Anblick des Kuchens lässt die Glückshormone im Gehirn sprudeln. In Gedanken sticht die Kuchengabel bereits ein großes Stück ab, da vernehmt ihr leise den verzweifelten Warnruf: »Finger weg! Du willst doch abnehmen!«

Da haltet ihr inne. Euer Traum ist jäh unterbrochen. Verzagt hebt ihr die Augen gen Himmel in der Hoffnung, es könnte von dort eine Fee zu euch herniederschweben, die die geschätzten 800 Kalorien des Kuchenstücks per Zauberstab verschwinden lässt.

Mir ist nicht zu Ohren gekommen, dass das Hoffen auf Feen jemals von Erfolg gekrönt war. Aber ich weiß, wie ich 800 Kalorien spurlos verschwinden lassen kann. Ich muss dazu nur eine Stunde lang joggen. Tue ich das, kann ich diese unglaublich leckere Köstlichkeit vertilgen und nehme zumindest nicht zu. Spare ich bei meinen Mahlzeiten darüberhinaus noch Kalorien ein, nehme ich sogar ab.

Wenn ihr nicht joggen wollt, könnt ihr durch einen Spaziergang wenigstens einen Teil der Kuchenkalorien kompensieren. In einer Stunde vernichtet ihr je nach Gewicht und zurückgelegter Distanz zwischen 240 und 450 kcal. Den Rest müsstet ihr dann über Einsparungen bei den Mahlzeiten schaffen.

Wie so ein Tag aussehen kann, habe ich in einem Probelauf für Weihnachten einmal im Detail beschrieben. An Allerheiligen ist es bei uns Sitte, dass sich die Tanten einen Wettkampf im Kuchenbacken liefern. Ohne extreme Willenskraft ist man da den Torten und Kuchen hoffnungslos ausgeliefert. Mit einem kalorienarmen Frühstück und einer großen Portion Rohkostsalat zum Mittagessen habe ich damals dafür gesorgt, dass für die Kalorien der Kuchenschlacht Raum war. Einem kleinen Abendessen folgte dann noch eine Runde auf dem Ergometer. Mit beruhigtem Gewissen bin ich anschließend ins Bett und am nächsten Morgen auf die Waage gestiegen. Die Strategie war aufgegangen! ■

Wie viele Kalorien verbraucht man beim Spazierengehen?
→ *s. Tipp 38*

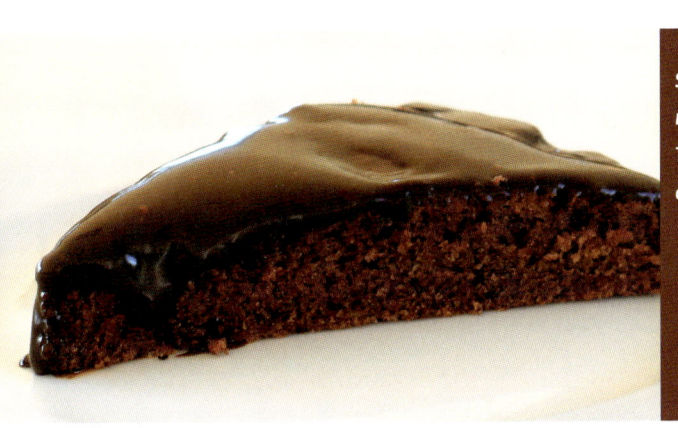

Sünden kann man im Tagesverlauf ausgleichen.

Leichter abnehmen mit Tomaten

Es gibt Lebensmittel, mit denen man besonders leicht abnehmen kann. Tomaten gehören dazu. Kein Wunder, ihre Energiedichte liegt bei super niedrigen 0,2 kcal/g. Da es niedriger kaum geht, senken sie die Energiedichte eines jeden Gerichts, in dem sie einen nennenswerten Anteil haben.

Tomaten stechen unter den Schlankmachern hervor, weil sie so unglaublich vielseitig einsetzbar sind. Kalt gegessen in Salaten, klein geschnippelt z. B. in Omelettes und Rühreiern oder püriert in unendlich vielen verschiedenen Rezepten.

Dank ihres süß-säuerlichen Eigengeschmacks sind Tomaten im kulinarischen Aromenorchester höchst beliebt. In zahlreichen Pastagerichten und Aufläufen agieren sie im Aromachor im Hintergrund. In Gemüsepfannen setzen sie im Geschmacksorchester wichtige Akzente. In Tomatensuppen spielen sie, gekonnt zubereitet, ein grandioses Solo. Als Salat mit Mozzarella oder Zwiebeln brillieren sie im Duett.

Fast so vielfältig wie ihre Verwendungsmöglichkeiten sind auch die Sorten. Das Spektrum reicht von kleinen Partytomaten über Rispentomaten bis hin zu großen Ochsenherztomaten. Zudem lassen sich die Varianten höchst unterschiedlich mit Kräutern und Gewürzen verfeinern. Basilikum passt sehr gut zu rohen Tomaten, Oregano zu passierten. Rucola sorgt im Salat oder auf der Pizza für eine herbe Ergänzung. Balsamico-Essig verstärkt das süß-säuerliche Geschmackserlebnis in Salaten oder bei Antipasti. Das Ergebnis ist eine unglaublich breite Palette an Zubereitungsoptionen mit entsprechender Geschmacksvielfalt.

Wie für alle frischen Lebensmittel gilt natürlich auch für Tomaten: Je besser die Qualität, desto schöner das Genusserlebnis!

Es lohnt sich daher, beim Einkauf auf die Herkunft der roten Nachtschattengewächse zu achten. Früchte, die im Treibhaus nie echtes Sonnenlicht gesehen haben, können nicht die Aromen entfalten, mit denen unter sizilianischem Himmel gereifte Pomodori begeistern.

Macht einmal bewusst den Vergleichstest und probiert dann unsere diversen Rezepte, in denen Tomaten verwendet werden. Ihr werdet sie dadurch noch viel mehr lieben lernen! ■

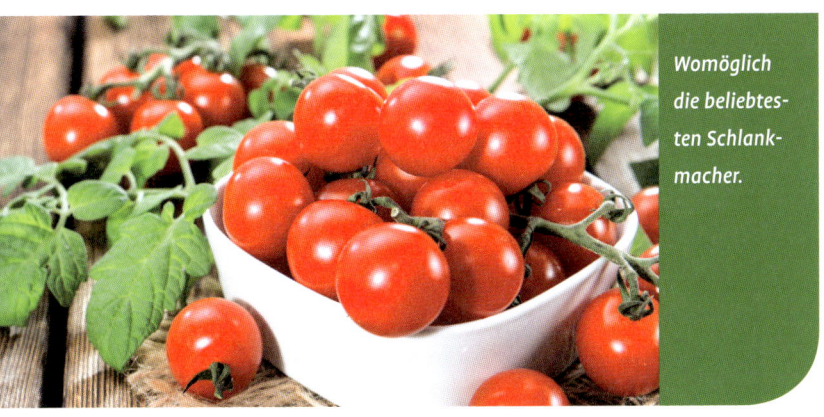

Womöglich die beliebtesten Schlankmacher.

Tomaten mit tollem Geschmack füllen

ABNEHM TIPP

43

→ www.
vibono.de/
rezepte/
haehnchen-
brust-mit-
parmesan-
spinat

Den Reiz eines Gerichts machen oft die Beilagen aus. Nehmt zum Beispiel **mit Spinat und Schafskäse gefüllte Tomaten**. Im Ofen überbacken, passen sie zum Beispiel hervorrragend zu gebratener Hähnchenbrust.

Spinat harmoniert mit Feta ohnehin schon gut. Die Tomaten bieten dem Käse die ideale Form und ergänzen den Geschmack mit ihrer süßlichen Säure. Vorausgesetzt natürlich, die Tomaten haben diese überhaupt. An diesem Beispiel zeigt sich wieder, dass sich die Suche nach einer Bezugsquelle wirklich guter Tomaten unbedingt lohnt.

Wer will, kann als weitere Beilage Cocktailtomaten reichen. Lasst eurer Fantasie beim Kochen einfach freien Lauf und achtet darauf, welche Sorte euch besser schmeckt bzw. mit den anderen Zutaten harmonischer interagiert.

Ebenso könnt ihr in Ergänzung zum Feta noch etwas Parmesan testen. Ihr werdet dabei wahrscheinlich feststellen, dass sich der Parmesan zum Überbacken nicht so gut eignet, weil er recht trocken ist. In feine Blättchen gerieben, setzt er dagegen einen salzig-herben Akzent.

Ein wichtiger Aspekt dieses schnell kreierten Rezeptes sei auch noch erwähnt: Das Gericht hat eine

Energiedichte von 0,7 kcal/g. Und das trotz Feta und Parmesan? Wie kann das sein?

Die Tomaten und der Spinat haben Energiedichten von unter 0,4 kcal/g. Da beide gewichtsmäßig den größten Teil der Mahlzeit ausmachen, kann da aus Energiedichtesicht schon kaum mehr etwas anbrennen. Die Hähnchenbrust liegt mit 1,1 kcal/g auch noch im »tiefgrünen« Bereich. Da lässt es sich gut verkraften, dass 200 Gramm Feta dazukommen. (»Normaler« Feta hat ca. 2,7 kcal/g, in der »Light«-Version liegt er bei ca. 2,0 kcal/g). Das bisschen Parmesan (ED 3,8 kcal/g) hebt die Energiedichte auch nicht mehr nennenswert an, rundet das Ganze geschmacklich jedoch wunderbar ab. ■

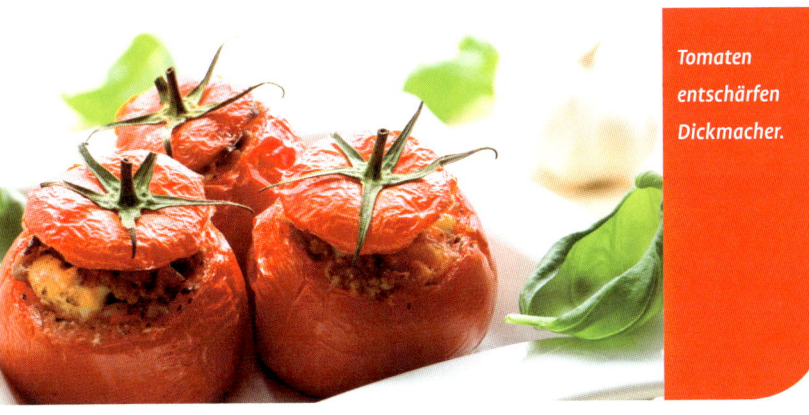

Tomaten entschärfen Dickmacher.

Schlank und glücklich mit Nudeln mit Tomatensauce

Der Tag, an dem mir klar wurde, dass ich beim Abnehmen nicht auf Nudeln verzichten muss, war einer der prägendsten in meinem Leben!

Seither genieße ich mit Höchstgenuss Farfalle mit Gemüse, Fusilli im Auflauf oder – ganz besonders gerne – Pasta al pomodoro. Allein das Wort weckt bei mir Sehnsüchte nach Italien, nach Sonne, nach Lebensfreude. Pomodoro! Die Gedanken lassen mich milde darüber hinwegsehen, dass das deutsche Wort »Tomate« etwas bieder daherkommt. Aber egal, schließlich kommt es auf den Geschmack an. Und auf die Tatsache, dass man sich so eine Gaumenfreude auch genehmigen darf, wenn die Pfunde schwinden sollen.

Was kümmern mich die Kohlenhydrate der Nudeln, wenn ihre Energiedichte in gekochtem Zustand bei »grünen« 1,4 kcal/g liegt? Was soll ich mir Gedanken über längst entlarvte Mythen machen, wenn die Tomatensauce die Energiedichte noch tiefer sinken lässt? Ich weiß doch, dass ich mit so einem kulinarischen Ausflug in südliche Gefilde abnehme. Denn am Ende kommt es bekanntlich nur darauf an, weniger Kalorien zu verspeisen als man verbraucht. Und mit einer durchschnittlichen

Energiedichte unter 1,5 kcal/g ist das automatisch der Fall.

Am Herd kann ich mich daher voll darauf konzentrieren, die Sauce zu einem veritablen Geschmackserlebnis zu machen, die wir hinterher mit der ganzen Familie genüsslich verspeisen. Ich drücke also noch eine Portion Tomatenmark in den Sugo und lasse ihn leise vor sich hinköcheln. Je länger er eindickt, desto intensiver schmeckt er. Das muss ich natürlich immer wieder kontrollieren und schlürfe daher regelmäßig etwas vom heißen Löffel. Dabei schließe ich die Augen und genieße, wie die Aromen meine Geschmacksknospen umtanzen. Zum Schluss verfeinere ich das Sößchen noch mit Salz und frischem Pfeffer. Mit Kräutern und Gewürzen halte ich mich bei Tomatensaucen meist zurück, um den wahren Geschmack des Südens nicht zu verfälschen. Wenn die Kinder dann sagen »Papa, fein hast du gekocht!«, ist das Essensglück perfekt! ■

Eigenen Tomatensugo zubereiten
→ *s. Tipp 45*

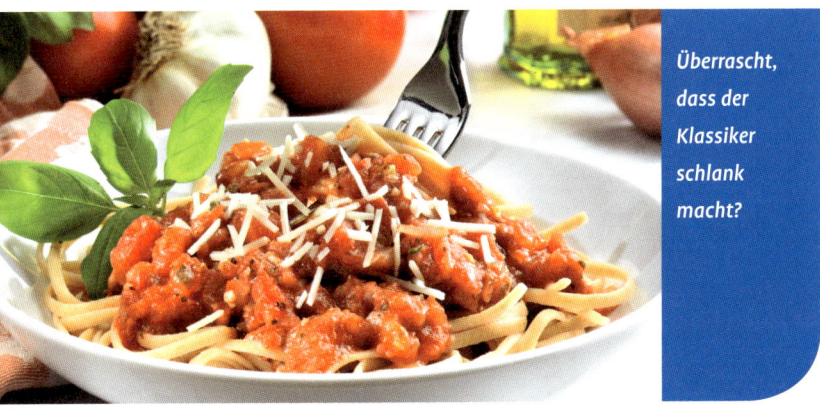

Überrascht, dass der Klassiker schlank macht?

Passierte Tomaten für schnelle und leckere Saucen

Tomatenrezepte sind fast immer etwas für die ganze Familie. Von Juli bis Oktober gibt es die roten Nachtschattengewächse erntefrisch und zu Schnäppchenpreisen.

Aber was tun, wenn Tomaten gerade keine Saison haben? Einfrieren ist leider keine Option. Nach dem Auftauen bleibt nur Matsch. Kühl lagern geht auch nicht. Trocknen ist erstens sehr aufwendig und ergibt zweitens nur bei besonderen Sorten ein gutes Endprodukt.

Glücklicherweise sind passierte Tomaten für viele Gerichte die perfekte Alternative. Für Saucen auf Tomatenbasis gibt es ohnehin kaum etwas Besseres, wenn es schnell gehen soll. Tetra Pak oder Flasche aufmachen, die Tomaten in den Topf geben, in dem man zuvor Zwiebeln oder Knoblauch leicht angedünstet hat, und schon hat man die Grundlage für eine leckere Sauce.

Was passierte Tomaten eigentlich sind? Frisch geerntete Tomaten werden dazu nach dem Pflücken durch ein feines Sieb gepresst, in dem die Kerne und die Schale hängen bleiben. Mit einer »Flotten Lotte« kann man das auch selbst machen, das dauert aber wesentlich länger. Und geschmacklich gewinnt man auch nichts. Im Gegenteil, eine gute italienische Passata aus sonnengereiften Tomaten ziehe ich einer selbst gemachten aus Treibhaustomaten in jedem Fall vor.

Die Qualität fertiger pürierter Tomaten ist übrigens nicht zu beanstanden. Ihr braucht auch keine Bedenken zu haben, weil das ein Fertigprodukt ist. Wählt einfach ein Produkt ohne Konservierungsstoffe. Vor allem der rote Pflanzenfarbstoff Lycopin ist noch in großer Menge enthalten, und der soll ja bekanntlich Herz-Kreislauf-Erkrankungen vorbeugen.

Eine Aufgabe wird euch aber nicht abgenommen: das Würzen! Zwar sind passierte Tomaten teilweise gesalzen, um sie haltbar zu machen, und es gibt auch vorgewürzte Produkte. Damit es richtig gut schmeckt, solltet ihr aber unbedingt selbst ins Gewürzregal greifen. Wie gesagt, es ist für mich unerlässlich, eine halbe oder ganze Zwiebel in kleinen Würfeln in gutem Olivenöl goldgelb anzudünsten, bevor die Sauce in den Topf kommt. Dann könnt ihr euch austoben. Basilikum ist der Klassiker, Pfeffer verleiht Schärfe, Kräuter der Provence viel Aroma. Darüber hinaus sind eurer Phantasie keine Grenzen gesetzt.

Ach ja, die Energiedichte passierter Tomaten liegt bei 0,3 kcal/g, also nur unwesentlich höher als bei frischen Tomaten. Da ist klar, dass so eine Sauce die Energiedichte eines Nudelgerichts deutlich in den grünen Bereich senkt. Damit liegt sogar noch ein Schuss Sahne drin, um die Sauce noch leckerer zu machen.

Ein Tipp noch für alle, die partout keine Fertigprodukte verwenden wollen oder besonders hohe Ansprüche an den Geschmack haben: Nehmt im Hochsommer reife Tomaten und kocht euch euren individuellen, köstlichen Tomatensugo ein. Am einfachsten geht das mit einem Thermomix: Knoblauch und Zwiebeln in Olivenöl andünsten. Klein geschnittene Tomaten (mit Haut und Kernen) dazugeben. Alles pürieren und mit Salz, Pfeffer und – am besten selbst gemachter – Gemüsebrühe würzen. Wer will, kocht zur Grundversion Varianten mit unterschiedlichen Kräutern, Gewürzen oder Chili. Etwa zwanzig Minuten köcheln lassen und heiß in Einmachgläser abfüllen. Darin hält sich die köstliche Tomatenzutat bis zu einem Jahr. ■

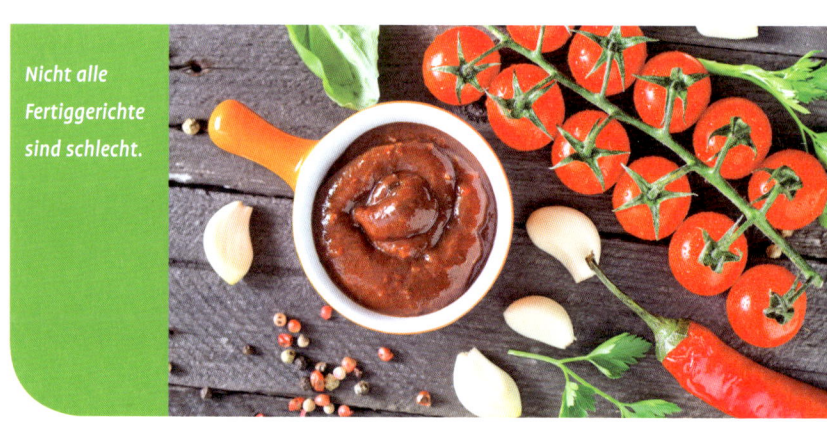

Nicht alle Fertiggerichte sind schlecht.

So hat der Jojo-Effekt keine Chance!

Die meisten Diäten scheitern aus einem ganz einfachen Grund: Sie lassen sich nicht dauerhaft durchhalten. In der Regel sind sie ohnehin nur für einen begrenzten Zeitraum vorgesehen. Und danach? Da verfällt man in alte Muster, und ruckzuck sind die mühsam abgespeckten Kilos wieder drauf. Ja, ja, Jojo.

Sinnvoll ist es daher, von Anfang an auf eine »ausgewogene« Ernährung zu achten. Und zu der gehören nun mal auch Kohlenhydrate. Wieso ich das betone? Weil ich damit immer wieder Verwunderung auslöse.

Zum einen hat sich mittlerweile die völlig richtige Erkenntnis herumgesprochen, dass man mit eiweißreicher Ernährung am besten und schnellsten abnehmen kann. Das wird mir natürlich immer wieder vorgehalten, wenn ich behaupte, dass Nudeln und Kartoffeln Schlankmacher sind.

Zum anderen wundern sich viele Menschen darüber, dass wir bei Vibono Eiweiß-Shakes verkaufen und trotzdem regelmäßig leckere Pastarezepte posten. Andere Anbieter würden das womöglich nicht tun, sondern ihre Produkte über den grünen Klee loben und versuchen, Kunden und Interessenten in diese Richtung zu lenken.

Abnehmen mit dem Eiweiß-Effekt
→ s. Tipp 28

Ich tue das nicht, weil ich aus 100-prozentiger Überzeugung handle. Und die lautet, dass sich ein Lebensstil nur durchhalten lässt, wenn man nicht das Gefühl hat, auf etwas verzichten zu müssen. Ein Leben ohne Pasta? Für mich undenkbar. Nie mehr Kartoffeln essen? Also bitte, was wäre das denn für ein Leben? Für mich und viele andere ein nicht besonders glückliches.

Also macht euch keinen Stress wegen der Kohlenhydrate. Sie sind kein Gift! Es stellt den Körper andererseits aber auch nicht vor Probleme, eine Zeit lang auf sie zu verzichten. Im Gegensatz zu essenziellen Aminosäuren (also Eiweißbestandteilen) und gesunden Fetten.

Mit dem Energie-dichte-Trick abnehmen → s. Tipp 09

Viel wichtiger als die Frage nach in Lebensmitteln enthaltenen Kohlenhydraten ist ihre Energiedichte. Sie entlarvt Lebensmittel als Dickmacher (z. B. Süßigkeiten) oder gibt grünes Licht, wenn es Schlankmacher sind (z. B. Bananen und Kartoffeln).

Das Verlangen nach Kohlenhydraten entsteht vor allem im Kopf. Einerseits, weil das Gehirn – v.a. in Stresssituationen – nach zusätzlichem Traubenzucker giert. Andererseits, weil der Speiseplan ohne Kohlenhydrate merklich eingeschränkt wird. Da verlangt die Gewohnheit regelmäßig nach kulinarischer Abwechslung. Dann sind Kohlenhydrate auch kein Problem. Kurz: Es ist sinnvoll, ab und zu auf Kohlenhydrate zu verzichten, man muss es aber nicht kategorisch und dauerhaft tun.

Psychologisch ist es von unschätzbarem Wert, zu wissen, dass man ohne Reue Kohlenhydrate verspeisen darf. Denn schon aus Kindheitstagen wisst ihr: Dinge, die verboten sind, sind besonders reizvoll. Zudem ist es für die meisten Menschen einfach unrealistisch, sich über lange Zeit – und vor allem mit guter Laune – mit Low-Carb zu ernähren. In der Realität will man eben doch ab und zu schnelle Mahlzeiten mit Brot oder Nudeln zubereiten. Mit Vibono kann man das ohne schlechtes Gewissen und mit größtem Genuss tun! ■

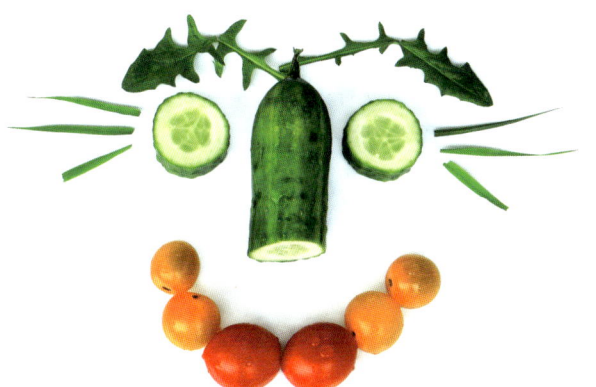

Essen soll Spaß machen. Verzicht ist nicht lustig.

Blauer Himmel – Mein Schweinehund will nach draußen

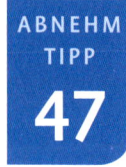

ABNEHM TIPP 47

Dass mein innerer Schweinehund seit Langem nicht mehr mein Feind, sondern mein Freund ist, wisst ihr ja wahrscheinlich. Aber an Tagen mit besonders schönem Wetter nervt er schon etwas.

Die Sonne strahlt vom blauen Himmel. Die Luft ist zwar noch kühl, aber herrlich frisch. Kein Wunder, dass mein Schweinehund unbedingt nach draußen will. »Lass mich noch diesen Blogbeitrag schreiben«, versuche ich, ihn zu vertrösten. »Carpe diem!«, antwortet er mir trocken. »Egoist!«, verschärfe ich den Ton. »Pah! Ich denk' doch nur an dich! Früher war es wirklich einfacher mit dir«, entgegnet er trotzig. Und ich weiß, dass er recht hat. Unglaublich, wie sich unsere Rollenverteilung geändert hat.

Früher war ich es, der keine Zeit mehr für Sport hatte. Der Job war immer wichtiger. Heute muss ich mich regelrecht zwingen, meinen Bewegungsdrang zu bändigen. Am schlimmsten ist es im Frühling, meiner Lieblingsjahreszeit. Wenn die Natur nach dem Winter wieder erwacht, wäre ich am liebsten den ganzen Tag draußen. Und am liebsten würde ich mich permanent bewegen. Und mein Schweinehund will es inzwischen auch.

Das war nicht immer so. Ganz früher hatte er keinen Namen. Später nannte ich ihn Erik. Heute heißt er Vibby. Irgendwie klar, oder? Falls euer Schweinehund noch keinen Namen haben sollte, kann ich euch nur ganz dringend empfehlen, ihm einen zu geben. Denn das ist ein ganz wichtiger Trick, um beim Abnehmen weniger Willensstärke aufbringen zu müssen.

Wie es mir mit Vibby in der letzten Zeit ergangen ist, erzähle ich euch gerne noch ausführlicher. Aber jetzt muss ich dringend nach draußen. Der kleine Kerl dreht hier sonst noch durch. ■

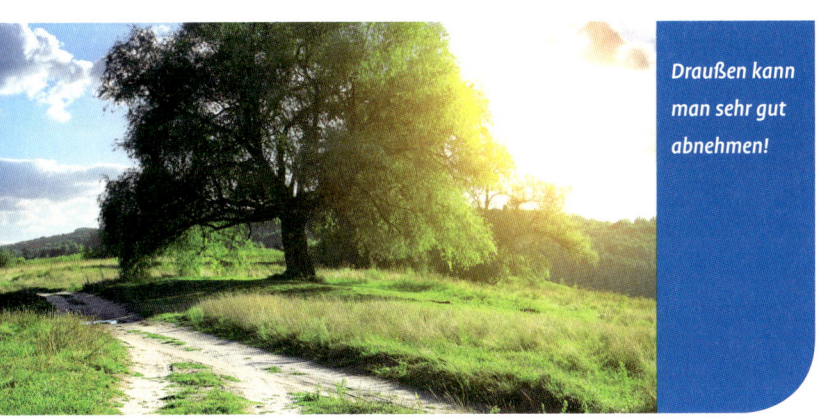

Draußen kann man sehr gut abnehmen!

Wieso man mit Eiern gut abnehmen kann

Auf den ersten Blick scheint klar, dass Eier sehr gut geeignet sind, um abzunehmen. Bei genauerem Hinsehen ist das aber gar nicht mehr so selbstverständlich. Vor allem, wenn man Eier zum Kochen oder Backen verwendet, gibt es etwas, das man beachten sollte.

Eier haben sehr wenig Kohlenhydrate. Und – kaum überraschend – sie enthalten viel Eiweiß. Es macht etwa ein Drittel der Nährstoffe aus. Allerdings bestehen fast zwei Drittel der Nährstoffe aus Fett. Nur weil ein Hühnerei zu drei Vierteln aus Wasser besteht, hat es eine gerade noch grüne Energiedichte von 1,5 kcal/g.

Vor allem fürs Backen ist es wichtig zu wissen, dass sich das Eigelb und das Eiklar in ihrer Zusammensetzung stark unterscheiden. Letzteres besteht zum allergrößten Teil aus Eiweiß und – wie ihr angesichts der Konsistenz leicht nachvollziehen könnt – aus Wasser. Das spiegelt sich in der niedrigen Energiedichte von 0,5 kcal/g deutlich wider. Rezepte, bei denen ihr zusätzlichen Eischnee unterheben sollt, machen das gesamte Gericht also erheblich abnehmtauglicher. Ein beliebtes Beispiel dafür ist unser **Zucchini-Soufflé**.

Aufpassen müsst ihr allerdings, wenn ihr das abgetrennte Eigelb bei einer anderen Mahlzeit

→ www. vibono.de/ rezepte/ zucchini- souffle

aufbrauchen wollt. Zum Beispiel für eine selbst gemachte Vanillesauce. Aufgrund des hohen Fettgehalts (das Fett eines Eis steckt nur im Eigelb) liegt dessen Energiedichte nämlich bei 3,5 kcal/g. Und das ist richtig »rot«. Im Gegensatz zum Eiklar hebt ihr mit Eigelb die gesamte Energiedichte eines Gerichts also an.

Mir gefallen Eier so gut, weil sie beim Abnehmen so vielseitig einsetzbar sind und gut sättigen. Als Rührei in verschiedensten Varianten, als konventionelles Spiegelei oder als **»Spiegelei to go«** zum Mitnehmen. Und natürlich in vielen, vielen anderen Rezepten. In diesem Sinne: Have a nice Ei! ■

→ *www. vibono.de/ rezepte/ spiegelei- to-go*

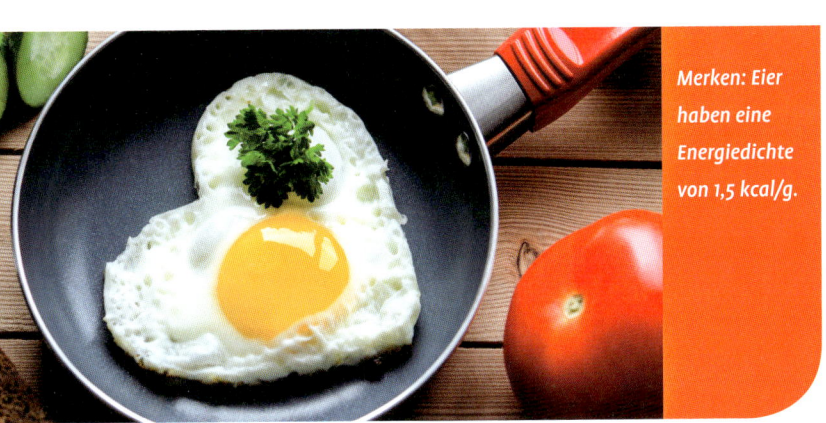

Merken: Eier haben eine Energiedichte von 1,5 kcal/g.

Wie kann ich schneller abnehmen?

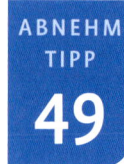

ABNEHM
TIPP
49

Ungeduld ist der wohl treueste Begleiter, wenn es ums Abnehmen geht. Alle Hinweise darauf, welche Erwartungen realistisch sind, ändern daran nichts. Auch meine Bemühungen, euch für einen genussvollen, ausgewogenen Lebensstil zu begeistern, gehen manchen nicht weit genug.

Die Frage, was man tun kann, damit die Pfunde schneller purzeln, ist eine der häufigsten mir gestellten Fragen. Sie kommt vor allem dann auf, wenn jemand anderes berichtet, dass er/sie mit Vibono in kurzer Zeit ziemlich viele Kilos verloren hat.

Gewohnheiten ändern durch zwei Umstellungstage
→ s. Tipp 04

Das liegt dann zum einen fast immer an der konsequenten Umsetzung der Umstellungstage und meiner sonstigen Tipps. Zum anderen ist das oft eine Konsequenz der Fokussierung auf ein besonders eiweiß- und ballaststoffreiches Essen. Kein Muss, aber für viele ein hilfreiches Mittel sind unsere Eiweiß-Shakes inklusive Flohsamenschalen.

Natürlich empfehle ich gerne unsere Shakes, weil die Erfahrung zeigt, dass sich damit Erfolge relativ leicht einstellen. Aber genauso dringend weise ich darauf hin, dass diese nur ein Hilfsmittel sein sollen – wie Schwimmflügel beim Schwimmenlernen. So wenig Schwimmer für den Rest ihres Lebens mit den aufblasbaren Armflügeln planschen wollen, so wenig sollten Eiweiß-Shakes langfristig ein permanenter Teil eurer Ernährung sein.

Es nützt aber auch nichts, wenn perfekte Menschen oberlehrerhaft herumkritteln, dass man zum Abnehmen keine Eiweiß-Shakes braucht. Denn nicht alle haben genügend Zeit, Lust und Geduld zum Kochen. Nicht alle haben die Willenskraft, sich 24 Stunden am Tag ideal zu ernähren. Wer im Alltag voll gefordert ist, ist mitunter froh, etwas zu haben, das schnell zubereitet und zweifelsfrei abnehmtauglich ist.

Mit einer Energiedichte von 0,7 kcal/g hat so ein Eiweiß-Shake mit Flohsamenschalen eine wunderbar grüne Energiedichte. Und nicht nur das. Er kombiniert die zwei wichtigsten Faktoren, die für einen relativ schnellen Gewichtsverlust entscheidend sind:

Den Effekt, dass man mit Eiweiß besonders gut abnehmen kann, habe ich schon mit dem einleuchtenden Dynamovergleich erklärt. Das liegt v.a. daran, dass Eiweiß gut sättigt und für den Körper kein guter Energielieferant, sondern eigentlich ein Baumaterial ist.

Ballaststoffe liefern keine Kalorien, tragen aber stark zur Sättigung bei. Besonders gut funktioniert dieser Effekt bei Flohsamenschalen weil die so viel

Abnehmen mit dem Eiweiß-Effekt → *s. Tipp 28*

Mit Ballaststoffen leichter abnehmen → *s. Tipp 29*

Flüssigkeit aufnehmen können, wie kaum ein anderes Lebensmittel. Dadurch quellen sie im Magen und Darm stark auf und machen lange satt.

Auch wenn das Abnehmen mit unseren Shakes super klappt, bitte widersteht der Verlockung, mehr als eine Mahlzeit am Tag durch sie zu ersetzen! Und bitte achtet bei den anderen Mahlzeiten unbedingt auf viel Abwechslung und eine überwiegend grüne Energiedichte! Wenn ihr das berücksichtigt, könnt ihr immer wieder solche eiweißreichen Phasen einlegen. Solange, bis ihr euer Wunschgewicht erreicht habt und einen Eiweiß-Shake nur noch ab und zu trinkt – weil er euch einfach gut schmeckt. ■

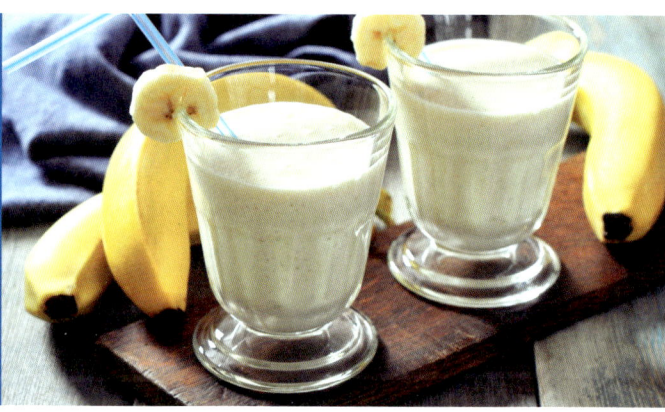

Eiweiß lässt die Kilos schneller schmelzen.

Beim Abnehmen mit Vibono Neues entdecken

Beim Abnehmen denken viele an »verzichten«, »sich einschränken« und überhaupt harte Zeiten. Doch das ist völlig unnötig. Neue Chance, neues Glück! Die Notwendigkeit, etwas für die eigene Figur zu tun, ist eine tolle Gelegenheit, neue Lebensmittel, Gerichte und Rezepte kennenzulernen.

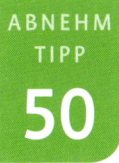

→ *www.vibono.de/vibono-gruppe*

In der Vibono-Gruppe bei Facebook hatten wir mal das Motto »Kenn ich nicht – probier' ich trotzdem!« ausgegeben. Wir wollten wissen, was die Mitglieder durch Vibono erst kennengelernt oder sich endlich zu essen getraut haben. Wir wussten ja, dass sich das Geschmacksempfinden und die Gewohnheiten von vielen stark verändert haben. Die Resonanz auf das Thema hat uns dann aber doch umgehauen!

»Ich ernähre mich seit Vibono nur noch mit frischen Lebensmitteln«, »Endlich schmeckt mir Gemüse« oder »Sogar mein Mann isst jetzt Gemüse«. Aussagen wie diese zogen sich durch die ganze Woche. Viele haben zum ersten Mal seit langer, langer Zeit wieder Brokkoli, Spinat oder Zucchini gegessen. Oder zum ersten Mal überhaupt Fenchel und Sellerie. Bulgur, Quinoa und Couscous waren vielen davor völlig unbekannt. Und Wirsing, Spitzkohl oder Grünkohl waren verpönt. Doch weil andere so positiv darüber berichteten, haben sich immer mehr getraut und dadurch völlig neue Geschmackswelten kennengelernt.

Oft sind es aber auch nur kleine Änderungen, die bewirken, dass wir alte Gewohnheiten ablegen. Besonders auffällig ist das beim Frühstück. Statt Brot und Brötchen gibt es bei sehr vielen morgens nun Quarkspeisen, Bircher Müsli, Weetabix oder Porridge. Oder – einer der absoluten Dauerbrenner – Pfannkuchen mit Ei, aber ohne Mehl und Zucker. Garniert natürlich mit frischem Obst.

→ www. vibono.de/ rezepte

Bei den Vibono-Rezepten ist mir sehr wichtig, dass sie einfach zuzubereiten sind und mit handelsüblichen Zutaten auskommen. Wobei wir auch immer wieder gerne Lebensmittel verwenden, an denen viele im Supermarkt achtlos vorbeigehen – Auberginen zum Beispiel oder Süßkartoffeln.

Neu war für viele auch, dass man Desserts abnehmtauglich zubereiten kann. Sogar solche Leckereien wie Tiramisu, Kuchen oder Fruchteis (aus Joghurt und tiefgefrorenem Obst). Doch Nachtisch bleibt Nachtisch. Daher kam der Tipp, abnehmtaugliche Desserts als komplette Mahlzeit zu essen und damit abzunehmen, sehr gut an.

Vibono ändert die Ernährung also nicht nur für eine kurze Zeit, wie eine typische Diät, sondern verändert (Ess-)Gewohnheiten grundlegend und dauerhaft. Eine Coaching-Teilnehmerin hat es so formuliert: »Eigentlich bin ich mega wählerisch was

Essen angeht, aber seitdem ich Vibono mache, koche ich frisch und probiere auch viele neue Dinge aus.«

Wer noch skeptisch ist, sollte sich von solchen Aussagen anstecken lassen und etwas mutiger werden. Denn der beste Weg, um Lebensmittel und ihre Energiedichte besser kennenzulernen, ist, sich intensiv mit ihnen auseinanderzusetzen. Und das geht am besten, wenn man sie zum Kochen verwendet! ■

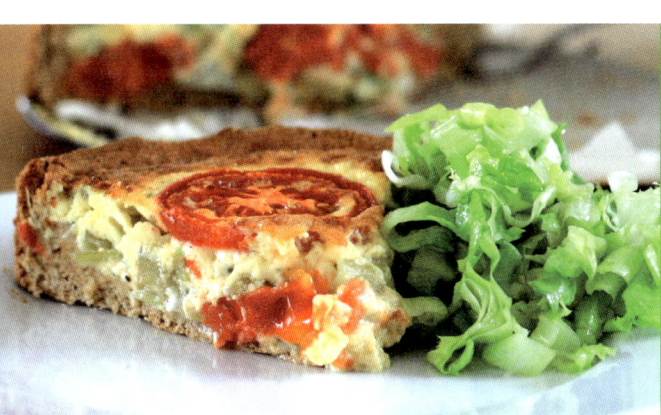

Beim Kochen lassen sich Lebensmittel am besten kennenlernen!

Herzlichen Dank!

Hilfreiche Abnehm-Tipps kann man nur geben, wenn man weiß, was diejenigen, die den dringenden Wunsch haben, Gewicht zu verlieren, wirklich bewegt. Wenn man versteht, welche Verständnislücken bestehen und welchen Mythen Glauben geschenkt wird.

In Zigtausenden von E-Mails, Kommentaren und Facebook-Nachrichten haben mir ganz normale Menschen ihre Fragen gestellt, aber auch ihre Sorgen und Nöte geschildert. (Sorry an dieser Stelle an all jene, denen ich nicht persönlich antworten konnte! Es waren einfach zu viele Nachrichten.) An diesen Fragestellungen orientiere ich mich bei der Themenauswahl für unser kostenloses Abnehm-Coaching, in dessen Rahmen auch die Tipps dieses Buchs entstanden sind.

Mein ganz herzlicher Dank gilt daher all jenen, die mir ihr Vertrauen geschenkt und mich bzw. Vibono kontaktiert haben.

Ganz besonderer Dank gilt den Admins der Vibono-Gruppe bei Facebook, allen voran Dani und Sandra, die mit unermüdlicher Geduld alle Fragen beantworten und mir den Rücken freihalten, damit ich genügend Zeit für andere Projekte finde – wie zum Beispiel dieses Buch.

Der Autor

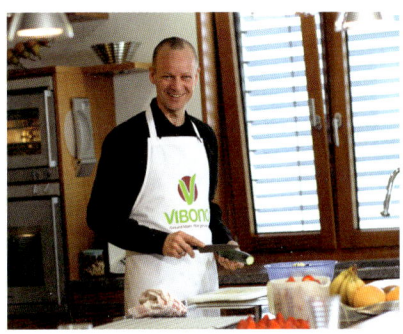

Andreas Schweinbenz ging es wie vielen anderen auch: Heimlich, still und leise schlichen sich die Pfunde auf seine Rippen. Kurz bevor er die 100 kg erreichte, beschloss er abzunehmen. Allerdings wollte er keine Diät machen und schon gar nicht auf Genuss verzichten. Ziel war daher ein Lebensstil, mit dem man sein Wunschgewicht erreichen und ein Leben lang halten kann.

Weil er auf der Suche nach einem entsprechenden Konzept nicht fündig wurde, hat er selbst intensiv recherchiert und die Ergebnisse in seinem ersten Buch »Schatz, meine Hose rutscht!« zusammengefasst. Dieses Buch wurde ein absoluter Bestseller und hat ihn motiviert, unter dem Namen Vibono regelmäßig hilfreiche Tipps zu geben und motivierende Aktionen durchzuführen.

Hunderttausende folgen Vibono inzwischen auf verschiedenen Kanälen. Für sie ist Vibono zum Synonym für einen gesunden Lebensstil geworden, mit dem man genussvoll und effektiv abnimmt. Dass Andreas Schweinbenz sein Wunschgewicht seit vielen Jahren hält, liegt daran, dass er die Tipps, die er gibt, natürlich selbst befolgt.

Kontakt, Kritik, Kommentare

Ich habe mich sehr bemüht, in diesem Buch Fehler jeglicher Art zu vermeiden. Sollte mir das nicht ganz gelungen sein, freue ich mich über jedes Feedback. Bezüglich mancher Themen unterscheiden sich die subjektiven Erfahrungen und Vorlieben natürlich. Diesbezüglich bin ich an anderen Meinungen interessiert und lasse entsprechende Aspekte zukünftig gerne in das Abnehm-Coaching einfließen. Das gilt ganz besonders auch für neue wissenschaftliche Erkenntnisse, vorausgesetzt, sie sind durch seriöse Studien belegt.

Außerdem freue ich mich natürlich über dokumentierte Abnehm-Erfolge, Rezepte und sonstige Anregungen.

Kommentare und Kritik schickt bitte an:
hose-rutscht@vibono.de

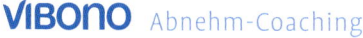

Der Nr. 1 Bestseller »Schatz, meine Hose rutscht!«

»Schatz, meine Hose rutscht! Wie Sie ohne Diät genuss-voll abnehmen.« ist die ideale Ergänzung für alle, die mehr über ihren Körper und Stoffwechsel erfahren möchten. **www.schatz-meine-hose-rutscht.de**

Leser-Rezensionen:

»Das beste Abnehm-Buch, das ich je gelesen habe!«
»Die richtige Initalzündung!«
»Endlich sagt jemand die Wahrheit!«
»Endlich hat es KLICK gemacht!«
»Den Körper verstehen lernen...«
»Motivation in reinster Form!«

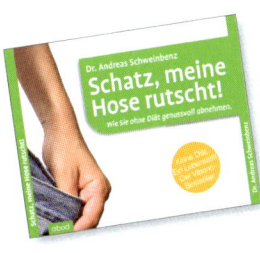

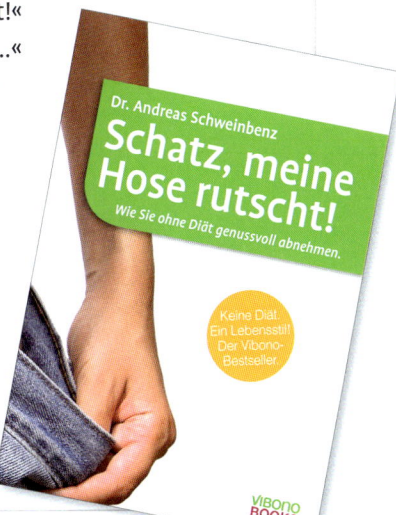

Auch als Hörbuch und eBook erhältlich!

Alles, was man zum Abnehmen braucht, auf vibono.de

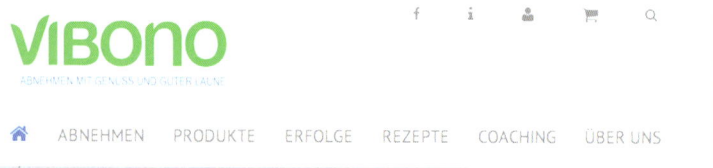

VIBONO
ABNEHMEN MIT GENUSS UND GUTER LAUNE

f   i   &   🛒   Q

⌂   ABNEHMEN   PRODUKTE   ERFOLGE   REZEPTE   COACHING   ÜBER UNS

Vibono ist keine Diät, sondern ein Lebensstil. Zur Unterstützung gibt's auf **www.vibono.de** jede Menge kostenloser Hilfsmittel und Informationen. Alle Funktionen lassen sich gut über Smartphones und Tablets abrufen.

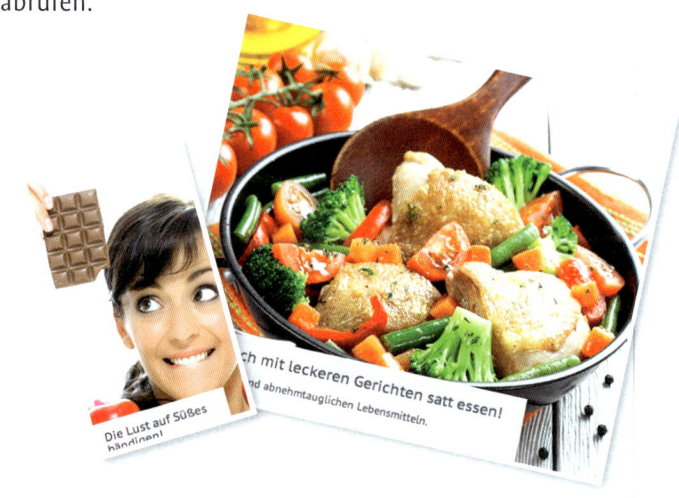

... ch mit leckeren Gerichten satt essen!
... nd abnehmtauglichen Lebensmitteln.

Die Lust auf Süßes
bändigen!

VIBONO Abnehm-Coaching

Kostenloses Abnehm-Coaching

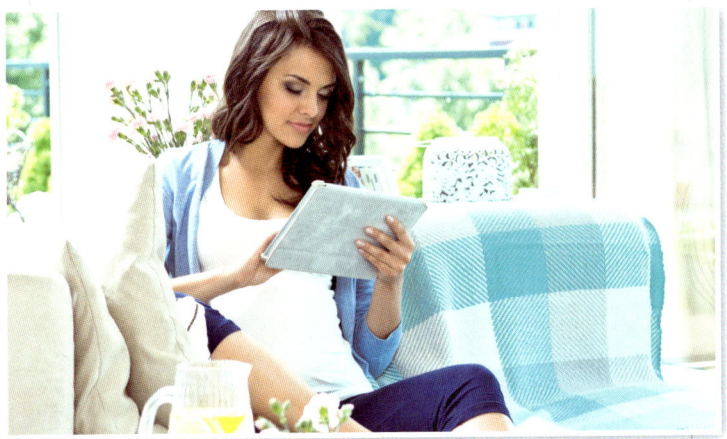

Zigtausende Teilnehmer haben mit unserem Abnehm-Coaching schon erfolgreich abgenommen. Machen auch Sie mit und melden Sie sich kostenlos und unverbindlich an! Der Einstieg ist jederzeit möglich.

www.vibono.de/abnehm-coaching

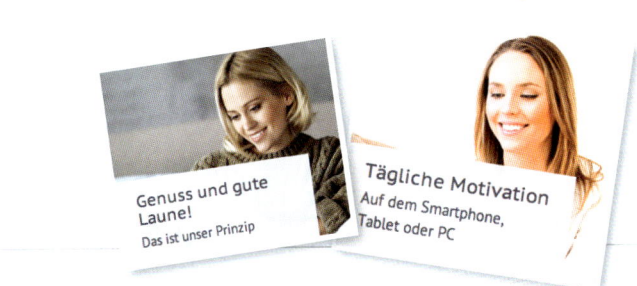

Genuss und gute Laune!
Das ist unser Prinzip

Tägliche Motivation
Auf dem Smartphone, Tablet oder PC

Leckere Rezepte

Genussvolles Abnehmen erfordert leckere, abnehmtaugliche Rezepte. Hunderte davon gibt es auf:
www.vibono.de/rezepte

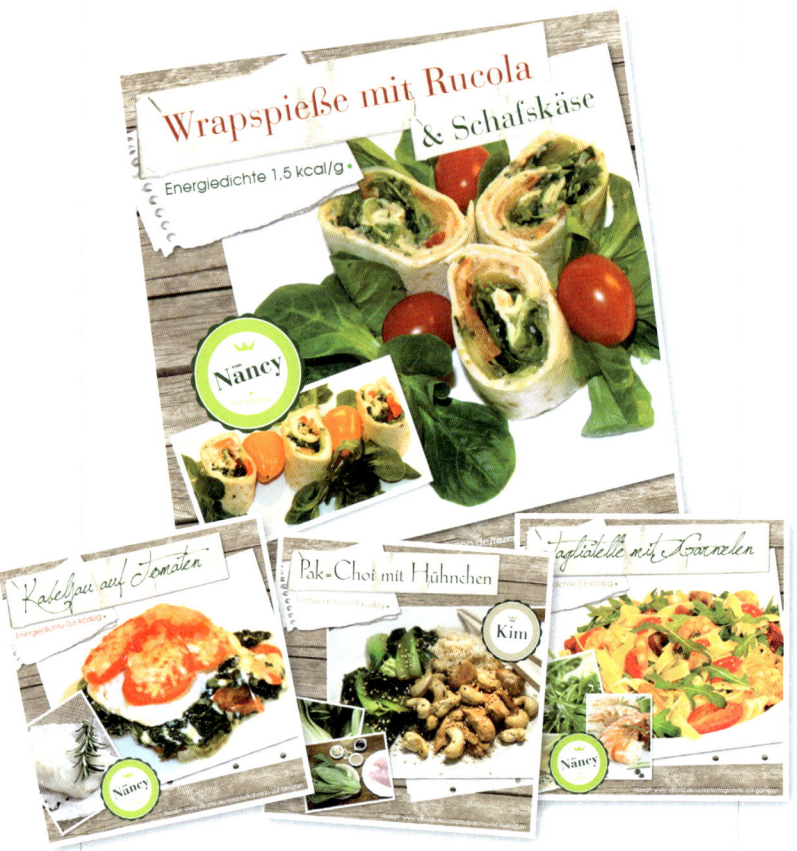

Energiedichte-Daten-bank und -Rechner

In unserer Energiedichte-Datenbank sind mehr als 1.400 Lebensmittel erfasst. Mit dem Energiedichte-Rechner lässt sich die Energiedichte ganzer Mahlzeiten kinderleicht ausrechnen.

Der schnellste Link dorthin ist ganz einfach zu merken:
www.energiedichte.info

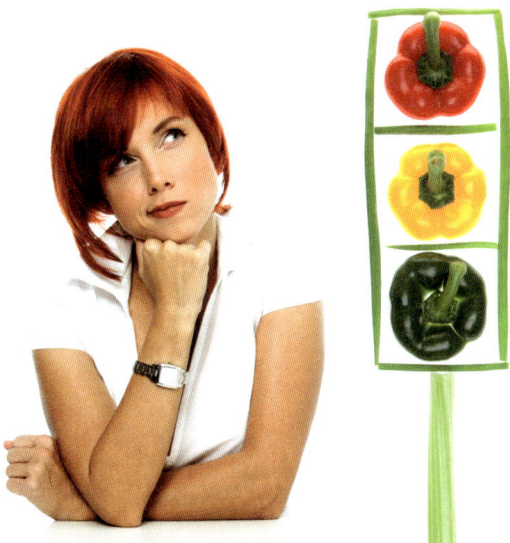

Vibono-App und MyVibono

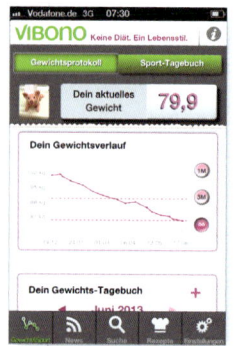 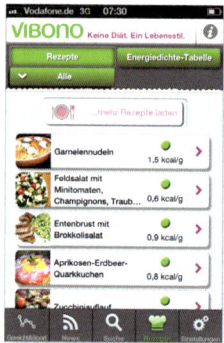 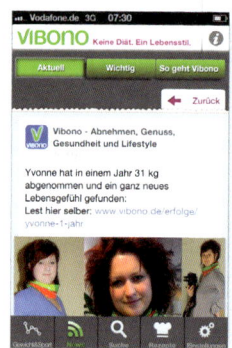

Die Vibono-App ist der mobile Abnehmhelfer für die Hand- oder Hosentasche. Aktuell erhältlich für iPhone, iPad, iPod touch. Ab 2016 auch für Android-Geräte. Bis dahin gibt's die wichtigsten Funktionen auch unter: **www.myvibono.de**

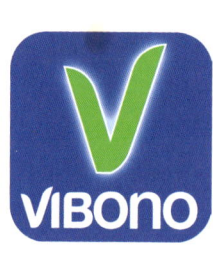 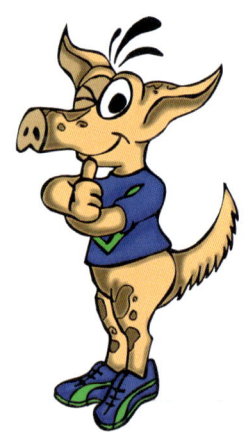

VIBONO Abnehm-Coaching

Wenn mal keine Zeit zum Kochen ist

Eiweiß ist bekanntlich der beste Schlankmacher. Und Ballaststoffe liefern fast keine Kalorien, machen aber lange satt. Deswegen bieten wir in unserem Online-Shop leckere Eiweiß-Shakes und ballaststoffreiche Flohsamenschalen an. Wenn einmal keine Zeit zum Kochen ist, kann man sich damit für etwa einen Euro pro Mahlzeit satt essen.

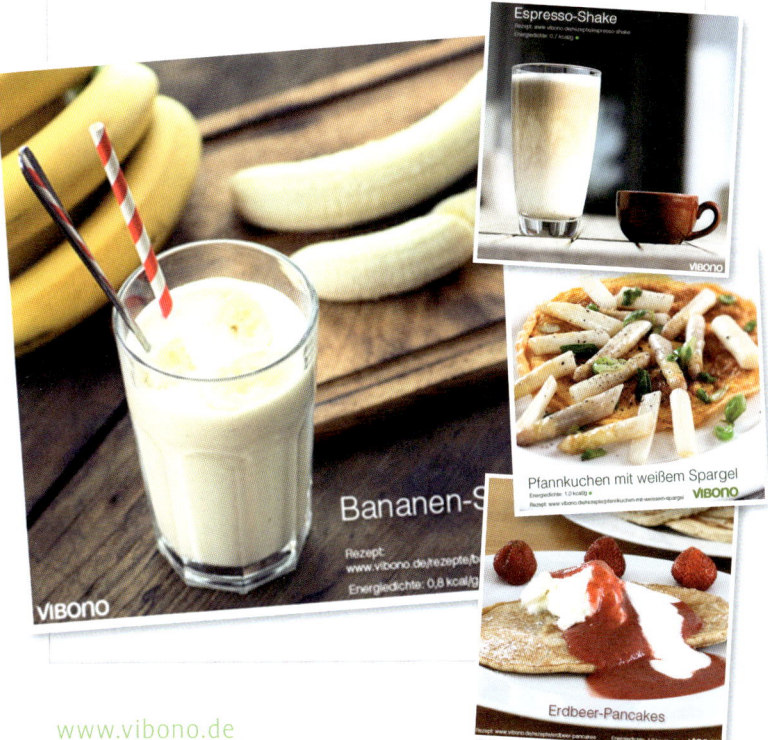

Energiedichte-Tabelle
mit 250 Lebensmitteln

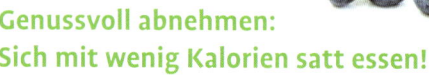

Genussvoll abnehmen:
Sich mit wenig Kalorien satt essen!

Die Energiedichte ist die Alternative zum Kalorienzählen. Denn satt ist man, wenn der Magen voll ist. Und das am besten mit möglichst wenig Kilokalorien pro Gramm (kcal/g), also einer niedrigen Energiedichte (ED). Diese Liste hilft bei der Auswahl geeigneter Lebensmittel und ist damit der perfekte Einkaufsbegleiter.

Bitte beachten: Kalorienreiche Getränke sind immer rot (daher nicht aufgeführt), weil sie quasi nicht sättigen.

So geht's:

Je konsequenter man sich mit »grünen« Lebensmitteln ernährt, desto eher darf man sich ab und zu einen »roten« Luxus gönnen.

GRÜN	ED bis 1,5 kcal/g Abnehmtauglich! Perfekt zum Sattessen.
GELB	ED 1,5–2,5 kcal/g Ab und zu o.k., mit »grün« kombinieren.
ROT	ED über 2,5 kcal/g Gefährlich! Wenig »rot« mit viel »grün« o.k.

Die Energiedichte-Angaben sind gerundete Durchschnittswerte.
© Vibono GmbH

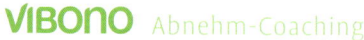 Abnehm-Coaching

Brot	ED
Bagel, natur	2,5
Baguette, Ciabatta	2,5
Croissant, natur	4,7
Eiweißbrot	2,6
Finn Crisp	3,6
Hefezopf	3,0
Knäckebrot	3,2
Laugenbrötchen / Breze	2,8
Mehrkornbrötchen	2,3
Mischbrot	2,2
Pita-Fladenbrot	2,5
Roggenbrötchen	2,2
Vollkornbrot	2,1
Weißbrot, Weißmehlbrötchen	2,5
Weizentoast	2,6

Fett, Öl, Mayonnaise, Ei	ED
Butter	7,4
Butter mit Joghurt	6,0
Butterschmalz	9,0
Eigelb	3,5
Eiklar	0,5
Halbfettmargarine	3,7
Hühnerei	1,5
Margarine	7,1
Mayonnaise, 80% Fett	7,6
Olivenöl	8,2
Rapsöl	8,3
Remoulade, 65% Fett	6,4
Salatcreme, z.B. 29% Fett	1,2
Salatmayonnaise, 50% Fett	4,0
Schweineschmalz	9,0

Brotaufstriche	ED
Diätkonfitüre	1,1
Erdbeermarmelade	2,3
Erdnusscreme	6,5
Honig	3,3
Möhrenaufstrich, selbst gemacht	0,7
Nuss-Nougat-Creme	5,5
Pesto, grün	4,5
Pesto, rot	3,6
Schnittlauch	0,3
Tomate-Basilikum-Aufstrich	2,6
Tomatenmark, 3-fach konzentriert	1,1
Zuckerrübensirup	2,9

Hülsenfrüchte	ED
Amaranth, gekocht	1,2
Bohnen, weiß	1,0
Ebly, gekocht	1,3
Erbsen, gekocht	0,9
Frischkornbrei	1,5
Grünkern, gekocht	1,0
Hirse, gekocht	1,1
Kidneybohnen, gekocht	1,0
Linsen, gekocht	1,1
Polenta/Maisgrieß, gekocht	0,7
Quinoa, gekocht	1,5
Sojasprossen	0,5
Tofu	1,1

Gemüse	ED
Aubergine	0,2
Bohnen, grün	0,3
Butternusskürbis	0,4
Erbsen	0,8
Fenchel	0,3
Frühlingszwiebel	0,4
Grünkohl	0,4
Gurke	0,1
Hokkaidokürbis	0,6
Karotten	0,3
Kohlgemüse (Blumen-, Rosen-, Rot-, Spitz-, Weißkohl, Wirsing, Brokkoli, Kohlrabi, etc.)	0,2–0,3
Lauch	0,3
Muskatkürbis	0,2
Oliven, grün, Konserve	1,4
Paprika (grün, gelb, rot)	0,2–0,4
Pastinake	0,2
Radieschen, Rettich	0,2
Rote Bete	0,4
Salat (Kopf-, Eis-, Endiviensalat, Rucola etc.)	0,1–0,2
Schwarzwurzeln	0,2
Sellerie (Stauden-, Knollen-)	0,2
Sojasprossen	0,5
Spargel (grün, weiß)	0,2
Spinat	0,2
Tomate	0,2
Zucchini	0,2
Zwiebel, Schalotte	0,3

OBST	ED
Ananas	0,6
Apfel	0,5
Aprikose	0,4
Avocado	2,2
Birne	0,6
Brombeeren	0,5
Dattel	2,8
Erdbeeren	0,3
Feige	0,6
Granatapfel	0,8
Grapefruit/Pampelmuse	0,5
Heidelbeeren	0,4
Himbeeren	0,3
Honigmelone	0,5
Johannisbeeren	0,4
Kaki	0,7
Kirschen, Sauerkirschen	0,6
Kiwi	0,5
Litschi	0,7
Mandarine	0,5
Mango	0,6
Nektarine	0,6
Orange	0,5
Papaya	0,1
Pfirsich	0,4
Pflaumen, Zwetschgen	0,5
Stachelbeeren	0,4
Trauben	0,7
Wassermelone	0,4

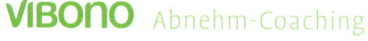
VIBONO Abnehm-Coaching

Milchprodukte	ED
Crème fraîche	3,0
Dickmilch	0,7
Fruchtjoghurt, 1,5% Fett	0,8
Joghurt, 3,5% Fett	0,7
Joghurt, 1,5% Fett	0,6
Kefir, mild	0,4
Magerquark	0,7
Mascarpone	4,1
Milch, 1,5% Fett	0,5
Milch, 3,5% Fett	0,7
Pudding, ohne Sahne	0,5–1,0
Quark, 20% Fett	1,1
Quark, 40% Fett	1,6
Rahmjoghurt	1,5
Sahne, 30% Fett	2,9
Sauerrahm, Saure Sahne (10%)	1,3
Schmand, 24% Fett	2,3
Sojajoghurt	0,5

Essen außer Haus	ED
Big Mac, Whopper, Hamburger	2,4
Döner Kebab	1,6
Griechischer Salat	0,7
Kaiserschmarrn	2,4
Minestrone	0,8
Pizza	2,5
Rindersteak	1,5
Schnitzel, paniert, mit Pommes	3,1
Spaghetti bolognese	1,4
Sushi	1,6

Käse	ED
Bergkäse, 45% Fett	3,9
Blauschimmelkäse, 70% Fett	4,1
Bockshornklee-Käse	3,6
Bonbel leicht, 12% Fett	2,1
Butterkäse, 60% Fett	3,8
Camembert, 12% Fett	2,0
Camembert, 45% Fett	2,7
Edamer, 45% Fett	3,5
Emmentaler, 48% Fett	3,8
Feta 45% fett	2,7
Feta, leicht	1,7
Frischkäse, 70% Fett	2,5
Frischkäse, light	1,0
Gorgonzola	3,3
Gouda, 30% / 45% Fett	2,5/3,7
Greyerzer, 45% Fett	4,0
Hüttenkäse	0,8
Harzer Käse	1,1
Körniger Frischkäse	0,8
Leerdamer, 30% / 45% Fett	2,5/3,5
Mozzarella, 45% Fett	2,5
Mozzarella light	1,6
Parmesan	3,9
Pizzakäse, gerieben	3,4
Scheibletten, 45% Fett	2,7
Schmelzkäse, 20% Fett	1,7
Tilsiter, 45% Fett	3,5
Ziegenkäse (Frischkäse)	1,6
Ziegenkäse (Weichkäse)	3,0

Fleisch, Wurst, Fisch	ED
Bierschinken	1,7
Bratwurst	2,5
Bündner Fleisch	2,2
Fischstäbchen	1,8
Forellenfilets, geräuchert	1,2
Frikadelle, Klops, Fleischpflanzerl, Bulette	2,4
Gelbwurst	2,8
Hackfleisch, aus magerem Fleisch	1,1
Hackfleisch, gemischt	2,3
Hähnchenbrust, ohne Haut	1,0
Hähnchenkeule, mit Haut, ohne Knochen	2,3
Hering	2,3
Kassler, ohne Knochen	1,3
Lachs, frisch	1,3
Landjäger	4,6
Leberkäse	3
Leberwurst, grob	3,1
Makrelenfilets, geräuchert	2,2
Mettwurst, fein, Teewurst	3,8
Mortadella	3,5
Paniertes Schnitzel	3,2
Parmaschinken	2,5
Putenschnitzel	1,1
Putenwurst	1,6
Räucherlachs	1,8
Rinderfilet	1,2
Rollmops, Bismarckhring	1,6–2,1

Fleisch, Wurst, Fisch	ED
Rotbarsch	1,1
Salami	3,8
Salami, fettreduziert	2,6
Sardellen	1,0
Schinken, gekocht	1,2
Schweinefilet	1,1
Speck, fett	4,2
Speck, mager	1,2
Thunfisch im eigenen Saft	1,1
Thunfisch in Öl	1,9

Beilagen	ED
Bratkartoffeln (mit wenig Fett)	1,2
Gnocchi	1,6
Kartoffeln	0,7
Kartoffelklöße	1,0
Kartoffelpüree	0,8
Kartoffelsalat mit Essig/Öl	1,0
Kartoffelsalat mit Mayo	1,8
Kroketten, frittiert	3,0
Nudeln, gekocht	1,5
Polenta, gekocht	0,7
Pommes frites, Backofen	1,5
Pommes frites, Friteuse	3,0
Reis, gekocht	1,1
Rösti	1,6
Schupfnudeln	1,7
Semmelknödel	0,7
Spätzle	1,5

Süßes und Knabbereien	ED
Apfelkuchen	2,3
Apfelstrudel (Blätterteig)	2,0
Apfeltasche	2,9
Aprikose, getrocknet	2,4
Berliner, Krapfen, Donuts	3–4
Dominosteine	3,9
Erdnüsse, geröstet	5,9
Erdnussflips	5,3
Feige, getrocknet	2,4
Grießbrei (o. Butter, o. Zucker)	1,3
Grissini	4,2
Gummibärchen	3,4
Käsegebäck	5,0
Käsekuchen	2,6
Kartoffelchips	5,5
Kräcker	4,9
Lebkuchen mit Schokoladen-überzug	4,4
Milcheis (Vanille, Schoko, etc.)	1,6–2,6
Milchreis	1,2
Milchschnitte	4,2
Mousse au Chocolat	3,2
Muffin, Schokolade	3,3
Nussschnecke	4,3
Obstsalat	0,7–1,0
Panna Cotta	2,6
Quarktasche	2,8
Reiskräcker	3,8
Reiswaffeln	4,0

Süßes und Knabbereien	ED
Rote Grütze	1,0
Sahnetorte	3,7
Salzstangen, -brezen	2,9
Schokolade	5,5
Sorbet, Fruchteis	0,8–1,2
Studentenfutter	4,7
Tiramisu	3,0
Tortilla-Chips	4,6
Wasabi-Erbsen	4,4
Zucker	4,1

Nüsse, Samen	ED
Cashewkerne	5,7
Chiasamen	4,4
Flohsamen, geschält	2,7
Flohsamenschalen	0,3
Haselnuss	6,5
Kokosnuss	3,6
Kokosraspel	6,1
Kürbiskerne	5,6
Leinsamen, ungeschält	3,9
Macadamianuss	6,9
Mandel	5,8
Paranuss	6,7
Pinienkerne	6,7
Pistazienkerne	6,2
Sesamsamen	5,7
Sonnenblumenkerne	6,0
Walnusskerne	6,7